JN231448

ナースのためのスキルアップノート

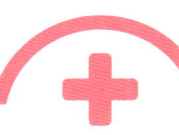

I want to improve my skills

看護の現場ですぐに役立つ

「輸液」の キホン

患者さんを不安にさせない投与法が身に付く！

佐藤 弘明 著

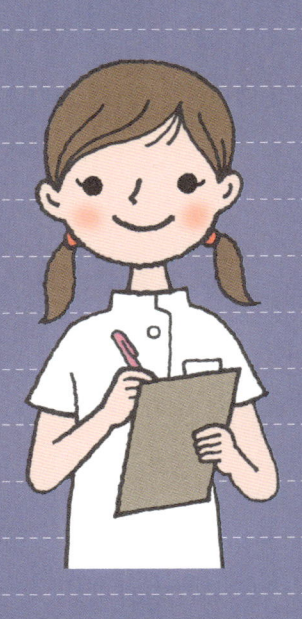

秀和システム

はじめに

　看護師さんはいろいろな科の病棟で働くと思いますが、どの科で働いていても輸液をする患者さんは存在します。よって、ある程度輸液について知っておく必要があります。

　しかし、いざ輸液の教科書を見てみると難しいことが書いてあり、どれを覚えてよいのかわかりづらいことが多々あります。

　本書では看護師さんにとって本当に必要と思われる内容を必要な順序で記載しました。逆に勉強しなくてよいと思われることは書いてありません。例えば、輸液の内容を看護師さんが決めることはありません。基本的に医師の指示どおりに投与します。ですので本書では、

　「70歳の女性。肺炎で入院中である。倦怠感が強く食事はあまり食べられない。このような患者での適切な輸液を考えてみよう。」

という内容はありません。また、

　「既往に肝硬変があり、心不全を伴った患者への輸液」

という、難しい患者での輸液の説明もしません。

　そのような輸液は医師が考えればよいことです。それより看護師さんが知りたいのは、

　「実際の点滴の仕方。」

　「どのような器具が必要なのか？」

　「輸液ポンプ、シリンジポンプの使い方。」

　「ソルアセトFやソルデム3Aってよく聞くけど何が違うの？」

　「ビーフリードってよく使われるけど何がいいのだろう？」

　「教科書に細胞外液って書いてあるけど実際は何なの？」

などではないでしょうか？

　本書では、実際に働いていて看護師さんが本当に知っておきたいこと、新人看護師さんが知りたいこと、もしくは知るべき順に書いてあります。

　ぜひ、本書を利用して、無駄のない効率的な勉強をしていただければと思います。

2016年6月　佐藤　弘明

監修の序

　新しい医学知識を学び技能の刷新に努めることは、医療に携わる者にとっての義務です。特に、看護の現場では、座学としての医学だけではなく、すぐに使える実学としての医学を学び吸収することがとても重要です。

　新しい知識だけではなく、古くから知られている基本的な知識についても、しっかりと身につけておくことは、日進月歩で進む医療に対処し、応用を広げるうえでも大事なことです。

　本書は、日常的に行われている輸液の投与法や種類、輸液が必要な病態について、基礎的なことから、最新の知見までわかりやすく解説しています。

　また、「○○の状態の患者さんで、医師はどのように考え輸液を決めているのか」など、具体的な例を挙げながら解説していますので、明日からの医療現場でも、すぐに役立つような内容になっています。

　初学者にとっては、「この輸液はよくオーダーされるけど、なぜだろう？　気になるけど医師には聞けない。」など、疑問に感じることが多いかも知れません。

　しかし、読者のみなさんの中には、教科書を読んで調べるのに時間を費やすことが難しかったり、読んでも疑問が解決しなかったりする方もおられるでしょう。

　本書は病態生理を説明しながら、そうした疑問をズバリ解決します。正しい基本的な知識を、効率よく学ぶことができるので、忙しい読者にとっても、お勧めのテキストといえます。

　また、看護学を教える先生におかれましても、指導・教育のためのサブテキストとしてご活用していただければと思います。本書を広くご利用いただき、医療の様々な場面でお役に立つことができれば、監修者として望外の喜びです。

2016年6月　新谷　太

contents

chapter 1 準備ができる

chapter 2 穿刺ができる

chapter 3 速度調節ができる

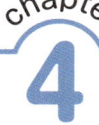

chapter 4　症例から輸液製剤を考える

chapter 7 病態を詳しく知る

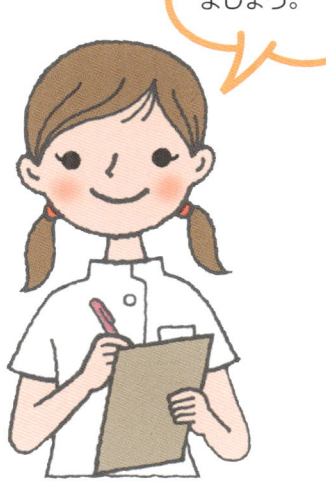

無駄のない効率的な輸液の勉強をしましょう。

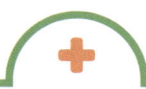

この本の登場人物

本書の内容をより的確に理解していただくために医師、
ベテランナース、先輩ナースからのアドバイスやポイントの説明を掲載しました。
また、新人ナースや患者さんも登場します。

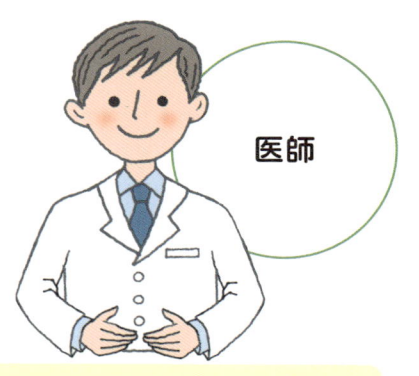

医師

病院の勤務歴8年。的確な判断と処置には評判
があります。

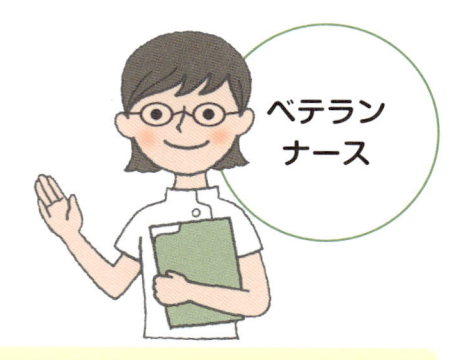

ベテラン
ナース

看護師歴12年。優しさの中にも厳しい指導を信念
としています。

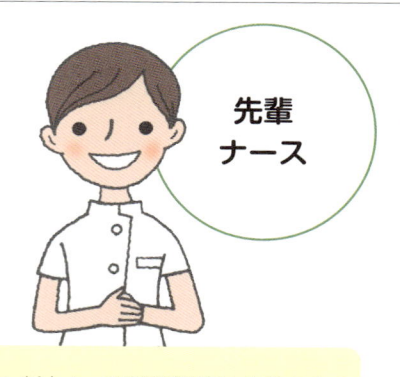

先輩
ナース

看護師歴5年。新人ナースの指導役でもあります。

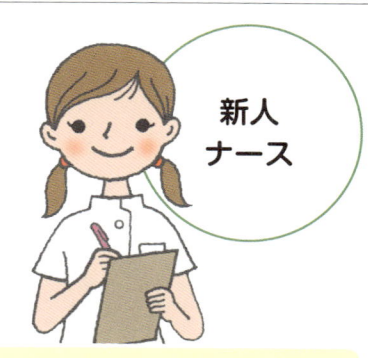

新人
ナース

看護師歴1年いろいろな病気の心電図について、
「Nurse Note」をまとめながら、勉強しています。

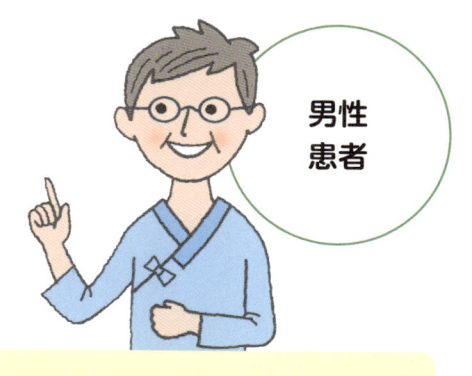

男性
患者

輸液への気持ちなどを語っていただきます。

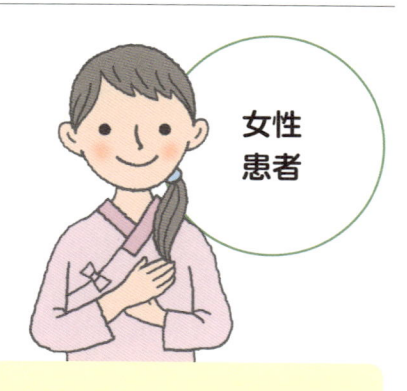

女性
患者

患者が抱く気持ちなどを語っていただきます。

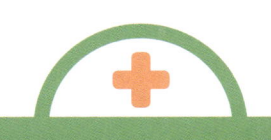

本書の特長

学べるポイント1 順序を大切にしました。

　新人看護師さんが輸液のことでまず知りたいのは、

「どうやって針を刺すのか？」
「どうやって点滴するのか？」

ということで、「ソルデム3Aの適応は何か？」ということではないと思います。
　しかし、点滴がひとりで行えるようになってくると

「ソルデム3Aってよく見るけどいったい何なのだろう？」
「ソルアセトFもよく見るけど、どう違うんだろう？」

ということが気になってくるのではないでしょうか。
　本書では、看護師さんが知りたい、もしくは知っておかなければいけない順に説明しています。

学べるポイント2 知らない単語は同時に出てきません。

　何か新しいことを勉強するときに、知らない単語が出てくると一気にわからなくなりモチベーションが下がります。例えば、「アナフィラキシーショック」の説明で、

「アナフィラキシーショックでは、血管透過性が亢進するので間質に水が漏れ、血管内脱水になる。そのため、等張液である細胞外液で治療を行う。」

と書いてあったとして、意味がわかりますか？
　ただでさえ「アナフィラキシーショック」という言葉が難しいのに、「血管透過性」「間質」「血管内脱水」「等張液」「細胞外液」という言葉が出てきて、もう何を勉強しているんだかよくわからなくなりそうですね。
　本書では、このように知らない単語が同時に出てくることはありません。必ず一つひとつ説明してから先に進みますので、余計な疑問が浮かばず、その内容に集中して読むことができます。

無駄に専門用語は用いません。

また、無駄に専門用語は使わないようにしました。でも本質に迫ります。
輸液の本の中には

- 等張液
- 低張液
- 前負荷
- 高張性脱水

など難しい専門用語が出てくるものがあります。

　ある程度勉強したことがあるなら専門用語で書いてあった方がわかりやすいといえます。しかし、これから輸液の勉強を始める人にとって、専門用語はわかりにくいものであり、勉強が嫌になってくる可能性すらあります。

　そうならないよう、本書では専門用語は極力使用しません。そのぶん、わかりやすい言葉でかつ本質に迫る説明を心がけました。中途半端に専門用語を覚えるよりは確実にためになります。

使用頻度の多い商品名で記載しました。

　輸液の本を見ると、例えば、「アナフィラキシーショックの輸液には細胞外液を用いる」と書いてあったりします。皆さんも見たことがあるかもしれません。

　しかし、「細胞外液」って何か知っていますか？　細胞外液という商品があるわけではないのです。細胞外液とは生食、ソルアセトF、ラクテック、ヴィーンF、ビカーボンなどをまとめた呼び名です。

　「へ〜、細胞外液って生食（ソルアセトF、ラクテック、ヴィーンF、ビカーボン）のことだったんだ〜。」

　と思った方。そのような勉強の仕方では仕事の役に立ちません。そもそも勉強している実感がないのではないでしょうか？　もしくは、「勉強は勉強」、「仕事は仕事」と思っていませんか？それでは意味がありません。

　本書では、勉強が実際の仕事の役に立つよう、具体的な商品名で記載しました。その結果、明日にでも勉強した実感が得られると思います。

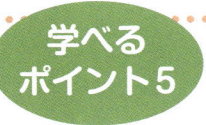 **学べる ポイント5**

輸液製剤の適応だけでなく、実際の症例も載せました。

例えば、「5%ブドウ糖液の適応は細胞内脱水である」と書いてあったとして、具体的な状況をイメージできますか？　実際は、以下のような感じです。

80歳男性。3日前より風邪をひいており、食事、水分はあまりとれていない。
体温38℃、血圧120/70mmHg、脈拍数85/分。血液検査でNa150mEq/L（正常値135〜145mEq/L）。

内科医：食事、水分がとれていないので脱水はありそうだな。Naが高めなので細胞内脱水が考えられる。5%ブドウ糖液で治療しよう。

これが細胞内脱水の患者さんです。このような状況が思い浮かばないと輸液の適応はただの丸暗記になり、つまらなく、すぐに忘れてしまいます。

本書では、それぞれの輸液製剤ごとに適応となる代表的な症例を載せました。実際の状況がイメージでき、楽しくかつ記憶に残る勉強をすることができます。

学べる ポイント6

輸液の適応を自分で考えられるようになります。

そもそも、輸液の適応は覚えるものではなく考えるものです。もちろん、実際の適応は医師が考えるので看護師さんが適応を考える必要はありません。

しかし、ある程度自分で考えることができるようになると、丸暗記する必要がなく、勉強が楽になりますし、仕事も楽しいものになると思います。

「適応を考える」と聞くと難しく感じるかもしれませんが、わかりやすく説明しますので大丈夫です。一緒に考えてみましょう。

というわけで、さっそく輸液の勉強の始まりです。

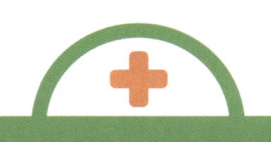

本書の使い方

本書は、大きく「輸液ができる」、「輸液を考える」、「輸液を詳しく知る」に分かれています。

輸液ができる

これから「輸液」について勉強していきますが、「輸液製剤」にいくら詳しくなっても、次のことなどがわからないと仕事になりません。まずは、仕事に必要な知識を身につけていきましょう。

- 輸液セットの組み立て方 ➡ 本文16ページ
- 穿刺に必要な器具 ➡ 本文22ページ
- 適切な針の選び方 ➡ 本文39ページ
- 針の刺し方 ➡ 本文33ページ
- 固定の仕方 ➡ 本文43ページ
- クレンメの使い方 ➡ 本文46ページ
- 輸液ポンプの使い方 ➡ 本文50ページ
- シリンジポンプの使い方 ➡ 本文56ページ

輸液を考える

　仕事を始めたばかりの頃は業務を覚えるのに精いっぱいです。輸液製剤そのものについて考えることはあまりないと思います。

　しかし、ある程度慣れてくると、生食、ソルアセトF、ソルデム1、ソルデム3A、5%ブドウ糖液など、使用されることの多い輸液製剤について適応が気になるようになります。結論からいうと以下の表のようになります。

生食　　　　　：ショック、血管内脱水、手術、低Na血症、高K血症
ソルアセトF　：ショック、血管内脱水、手術、低Na血症
ソルデム1　　：小児、病態が不明な場合のライン確保
ソルデム3A　 ：（1日ぶんの）Na、水の補充
5%ブドウ糖液：細胞内脱水、高Na血症、うっ血性心不全のライン確保

　しかし、これらを丸暗記してもつまらなく、すぐに忘れて応用できません。

　適応をただ覚えるのではなく考えてみましょう。しかし、次のように「輸液製剤は何を使ったらよいか」を一から考えさせることはしません。

35歳の男性。ハチ刺されによるアナフィラキシーショックで搬送された。
このような患者ではどのような輸液を使うのがいいか？

　看護師さんが輸液の内容を決定することは絶対にありませんから。そんな、実際にはしないことをしても現実味がなく、やる気がなくなるだけです。

　本書では輸液の内容を一から考えるのではなく、医師がオーダーした内容を見て、なぜそのオーダーを出したのか、そもそもその輸液製剤はどのようなものかを考えていきます。

輸液を詳しく知る

　よりためになること、少し深い内容について説明していきます。

　「詳しく」となっていますが、内容自体は難しいわけではありません。ぜひ読んでみてください。

memo

chapter 1

準備ができる

輸液はただ針を刺して終わりではありません。
その前後でいろいろとすべきことがあります。
まずは必要な器具を準備することから始まります。
どのようなものが必要になるか見ていきましょう。

点滴ラインを準備する

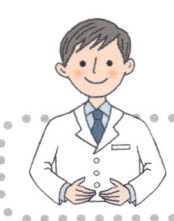

それでは輸液の勉強の始まりです。

➕ 細かい機序の説明はあとで

輸液の勉強というと、次のようなことから書いてある教科書が多いです。

> 人の体の60%は水である。内訳は細胞内に40%、間質に15%、血管に5%となっている。
> 生理食塩水はNaが154mEq/L、Clが154mEq/Lで、リンゲル液はNaが140mEq/Lで
> Clが105mEq/Lで、Kが4mEq/L。
> 1号液は……、3号液は……、5%ブドウ糖液は……。

確かに大事なことですが、これを知っていても、実際に点滴の準備ができて、針を刺せるようにならないと仕事になりません。ですので、このような細かい機序の説明はあとにします。

➕ 器具を組み立てる

まずは仕事ができるようになるための知識を身に付けていきましょう。器具を組み立てるところからスタートです。

輸液バッグ

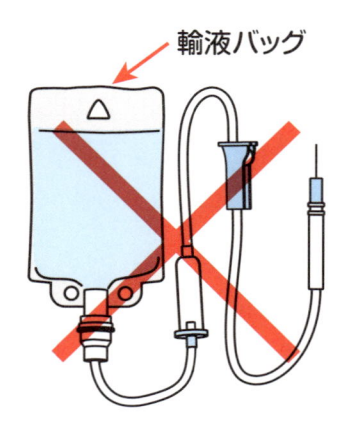

最初から針が付いているわけではない

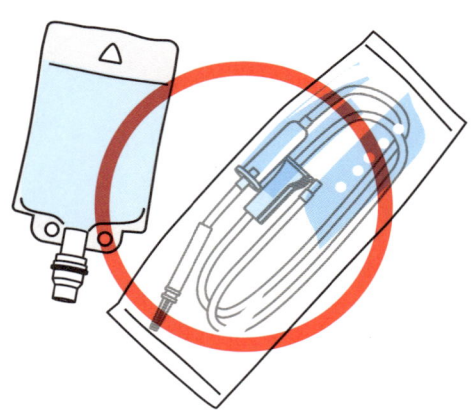

針やチューブを組み立てていく

病院で点滴をしているのを見ると、輸液バッグから針先までひと続きになっているのを目にします。これらをまとめて**点滴ライン**と呼びます。点滴ラインは最初からひと続きになっているわけではありません。いくつかの器具をつなげていく必要があります。

●4つの必要な器具

必要な器具は、以下の4つです。

- 輸液バッグ
- 輸液セット
- 三方活栓 (三活)
- 延長チューブ

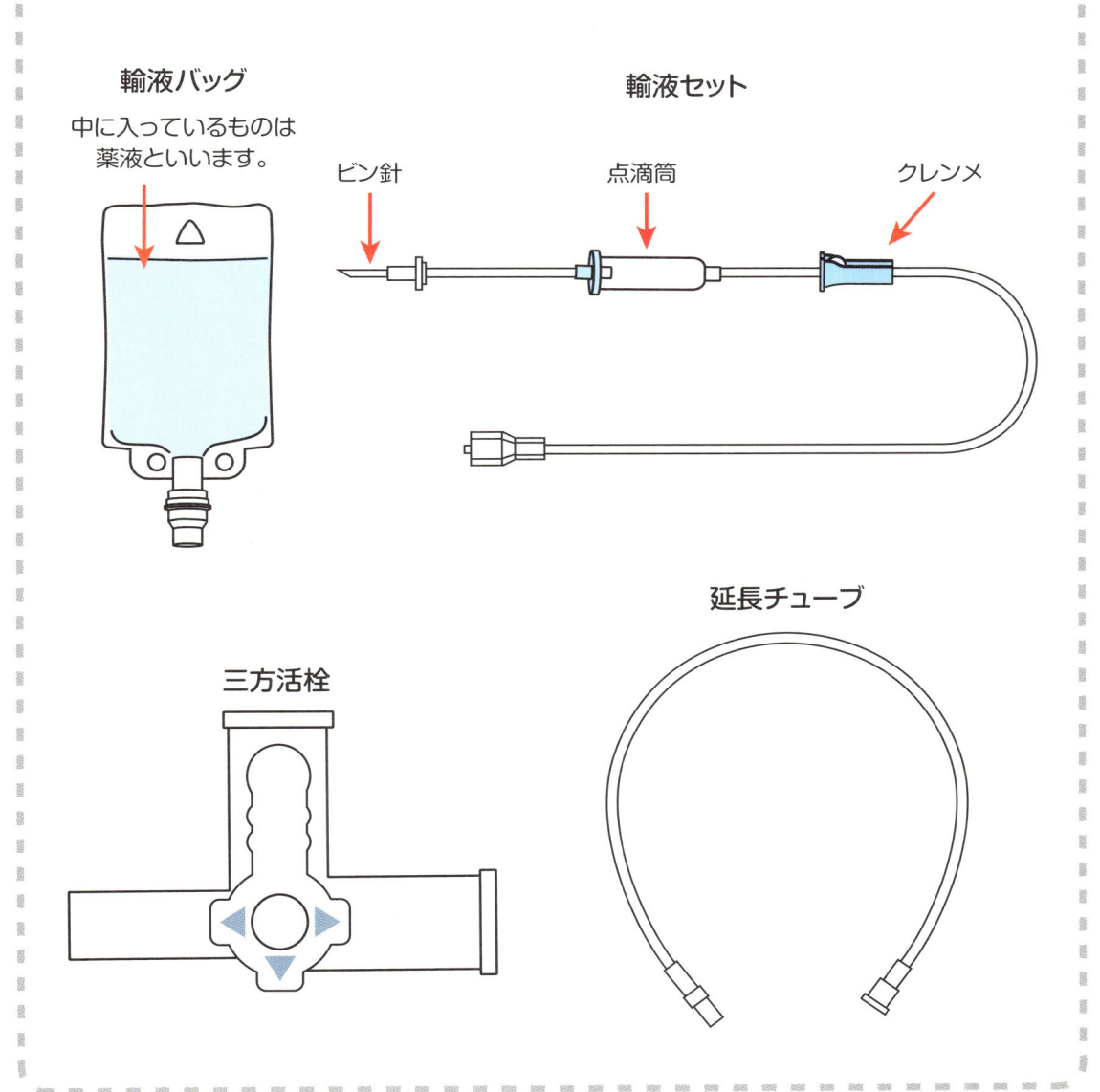

輸液バッグ

中に入っているものは薬液といいます。

輸液セット

ビン針　　　点滴筒　　　クレンメ

三方活栓

延長チューブ

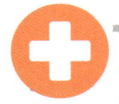

三方活栓の基本的な使い方

　輸液では、**三方活栓**（さんぽうかっせん：三活）をよく使用します。ここで基本的な使い方をおさえておきましょう。

　三活にはハンドルが付いていて、これを回すことで薬液の流れの向きを調節します。

　ハンドルは1カ所だけ形が違うところがあり、そこへは流れません（OFF）。前ページの三方活栓では突起がある部分がOFFですが、下の三方活栓では突起がない部分がOFFになります。つまり、一カ所だけ形の違う部分がOFFとなります。

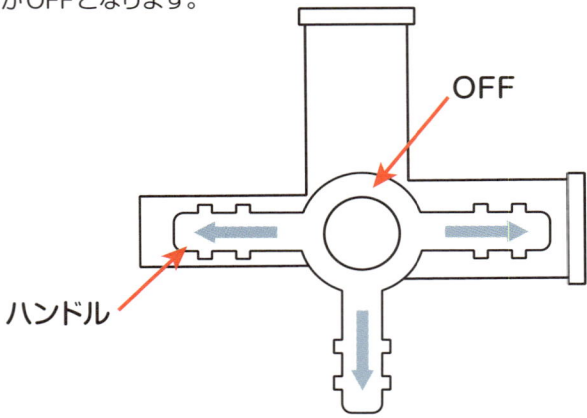

　三活の右にメイン製剤をつないだ場合、ハンドルの向きでどのように流れが変わるか見ていきましょう。

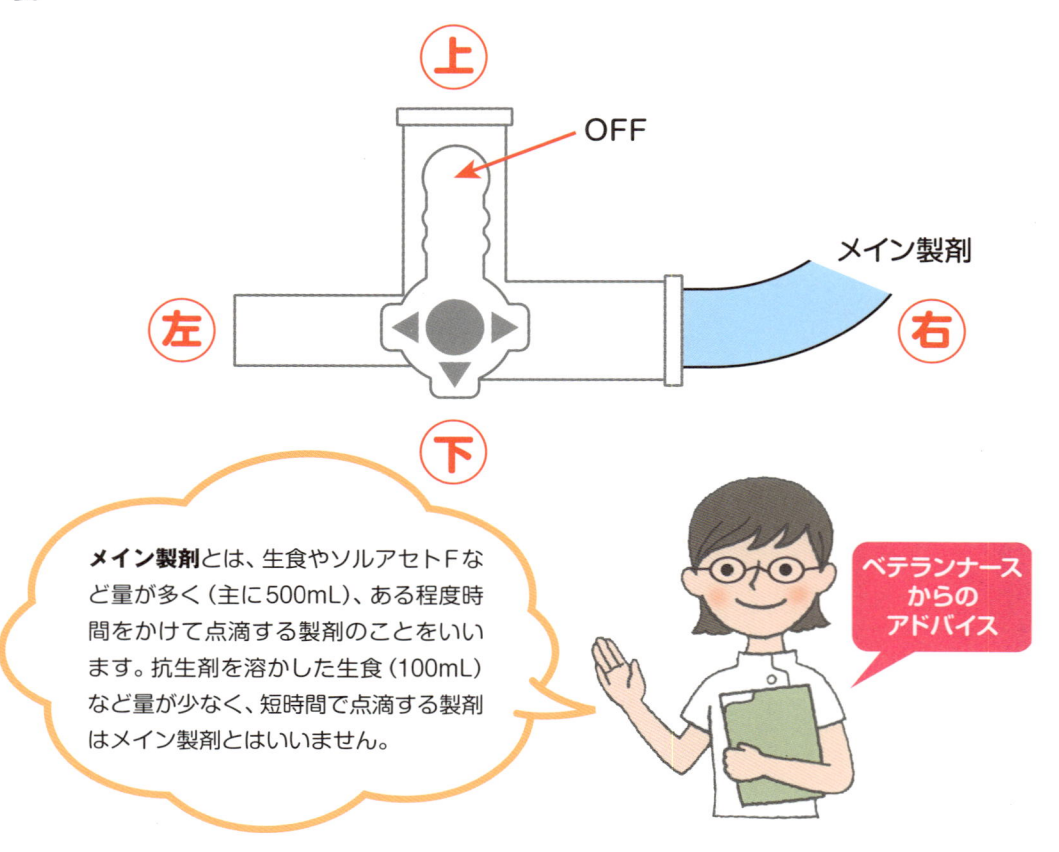

メイン製剤とは、生食やソルアセトFなど量が多く（主に500mL）、ある程度時間をかけて点滴する製剤のことをいいます。抗生剤を溶かした生食（100mL）など量が少なく、短時間で点滴する製剤はメイン製剤とはいいません。

ベテランナースからのアドバイス

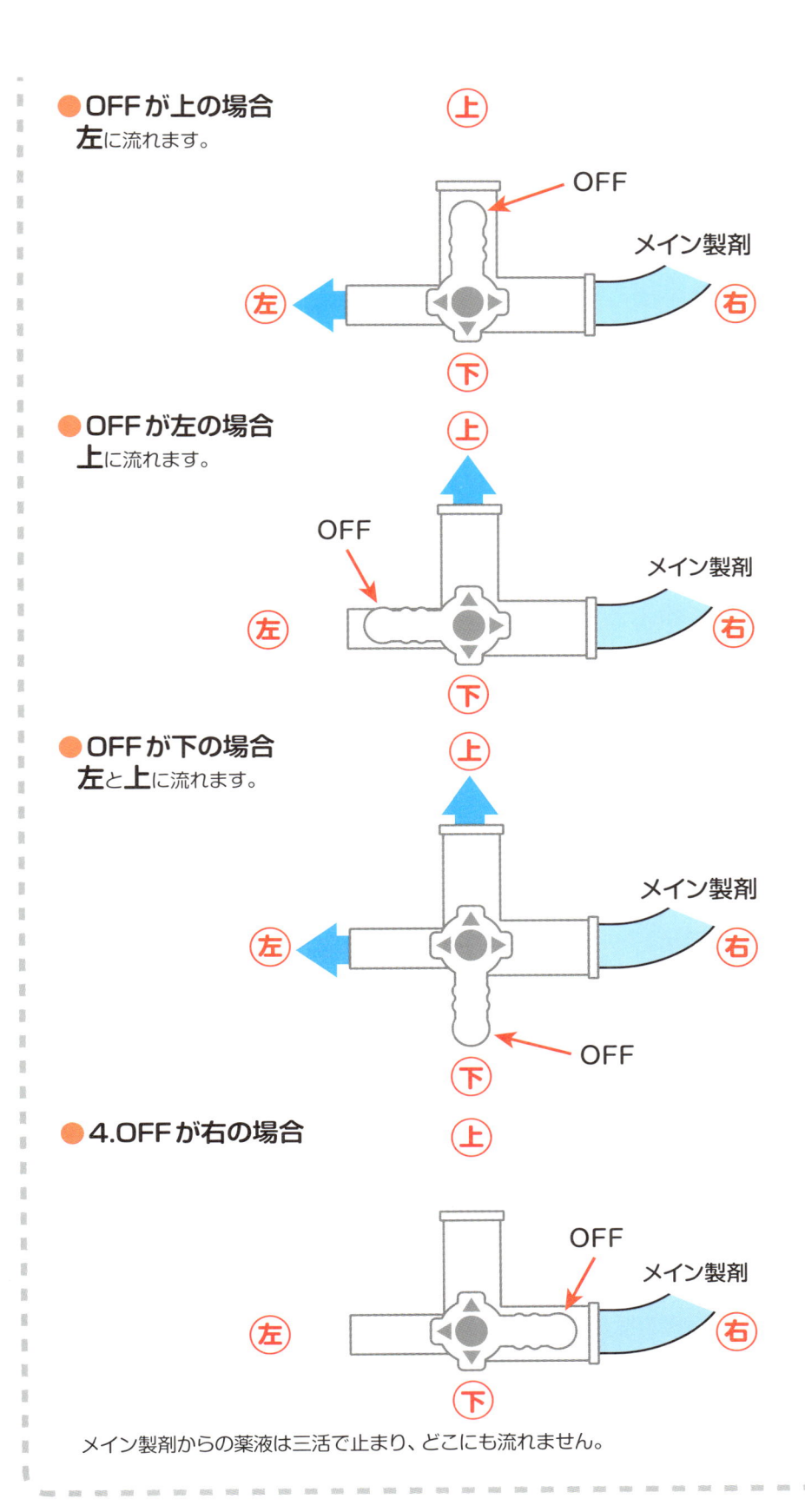

● **OFFが上の場合**
　左に流れます。

● **OFFが左の場合**
　上に流れます。

● **OFFが下の場合**
　左と**上**に流れます。

● **4.OFFが右の場合**

メイン製剤からの薬液は三活で止まり、どこにも流れません。

器具の組み立て手順

器具を準備したら、次の手順で器具を組み立てます。

手順① **輸液セットと三方活栓、三方活栓と延長チューブをつなげる**

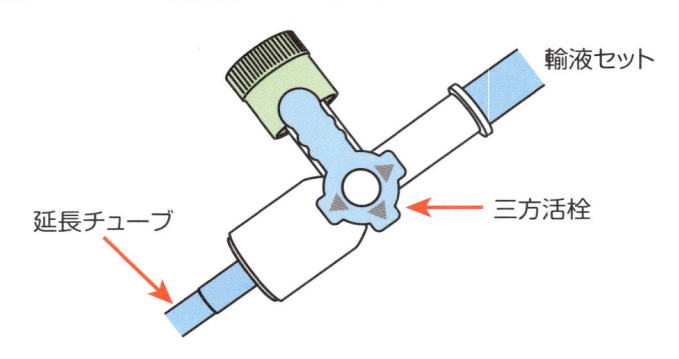

輸液セット

延長チューブ

三方活栓

　輸液セットと三方活栓、三方活栓と延長チューブをつなげます。接合部は触ったりして不潔にしないようにしましょう。輸液セットのクレンメ（点滴の滴下量と速度を調節する器具）は閉じておきます。

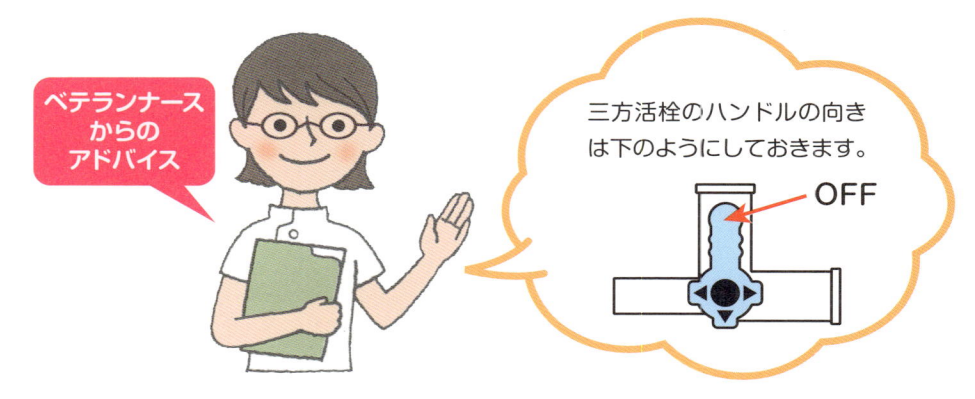

ベテランナース
からの
アドバイス

三方活栓のハンドルの向き
は下のようにしておきます。

OFF

手順② **ゴム栓にビン針を刺す**

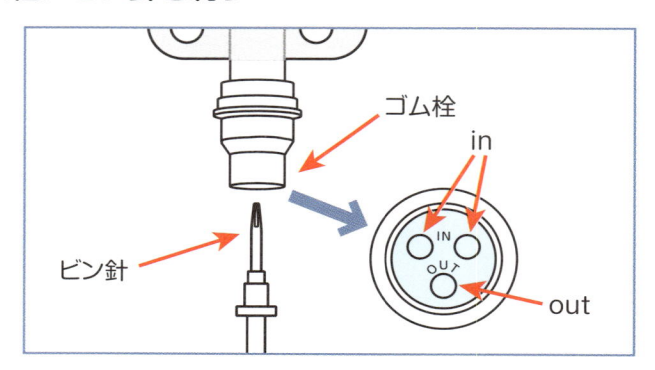

ゴム栓

in

ビン針

out

　ゴム栓をアルコール綿で消毒したのち、ビン針を刺し、点滴台にかけます。
　ゴム栓にinとoutという記載がある場合、outの方に刺してください。ゴム栓やビン針を触ったりして不潔にしないようにします。ゴム栓のinは、輸液バッグに薬剤を混注するときに使用します。

手順③ 点滴筒を軽くつぶして薬液を満たす

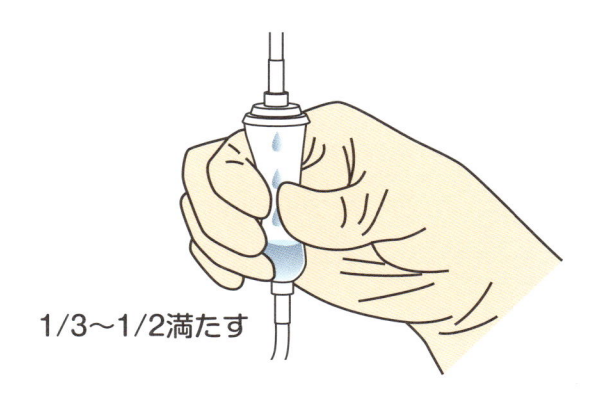

1/3～1/2満たす

　点滴筒（てんてきとう）を軽くつぶして放すと薬液がたまります。点滴筒の1/3～1/2を薬液で満たします。

手順④ チューブ内のエアーを抜く

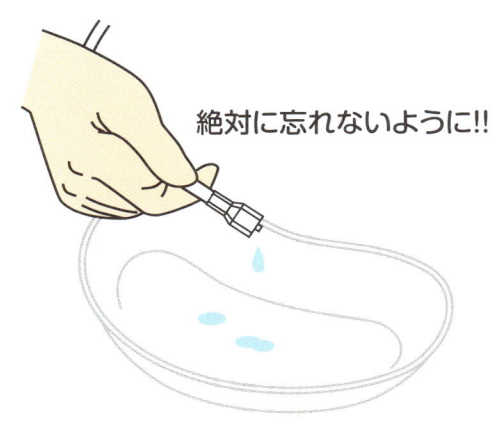

絶対に忘れないように!!

　クレンメを開け薬液を流し、チューブ内のエアーを抜きます。チューブ内に気泡があった場合は、指で叩くなどして、完全に抜きます。エアーを抜き終わったらクレンメを閉じ準備完了です。

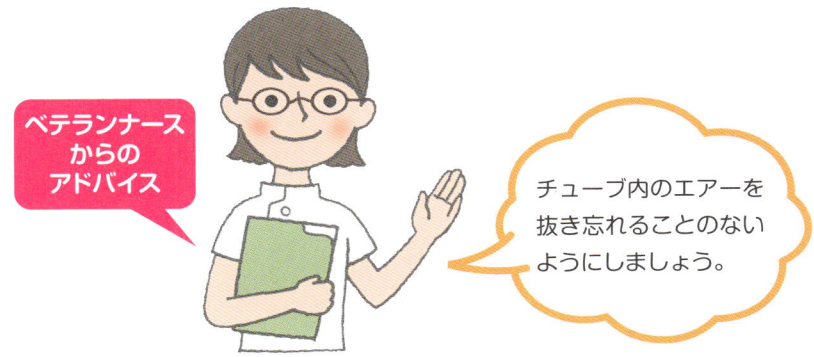

ベテランナースからのアドバイス

チューブ内のエアーを
抜き忘れることのない
ようにしましょう。

穿刺に必要な器具を準備する

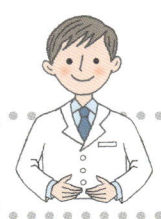

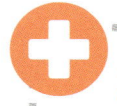

次は点滴ライン以外の必要なものを準備しましょう。

穿刺に必要な器具

次は針を刺す（穿刺：せんし）ときに必要な器具の準備をします。必要な器具が足りないと、針を刺している途中で非常に困ります。ひとつも忘れずに準備しましょう。

●9つの必要な器具

必要な器具は以下の9つです。

- 点滴ライン
- 点滴台
- 駆血帯
- アルコール綿
- 穿刺部固定用のテープ
- チューブ固定用のテープ
- 針（翼状針もしくは留置針）
- 絆創膏
- 針捨容器

以下、具体的に1つずつ説明していきます。

●点滴ライン

再度、チューブ内のエアーが抜けているか確認しましょう。

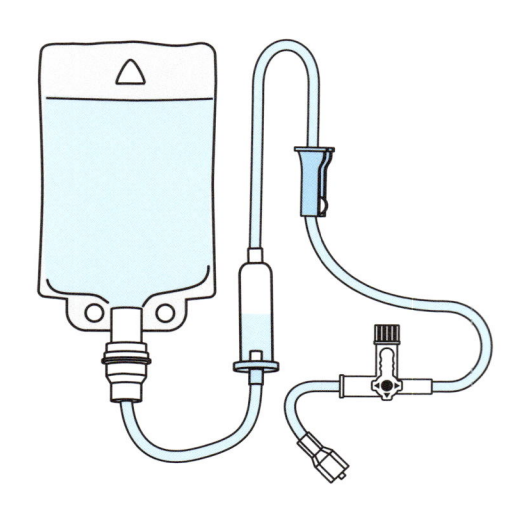

●点滴台

輸液バッグをかけるために使います。

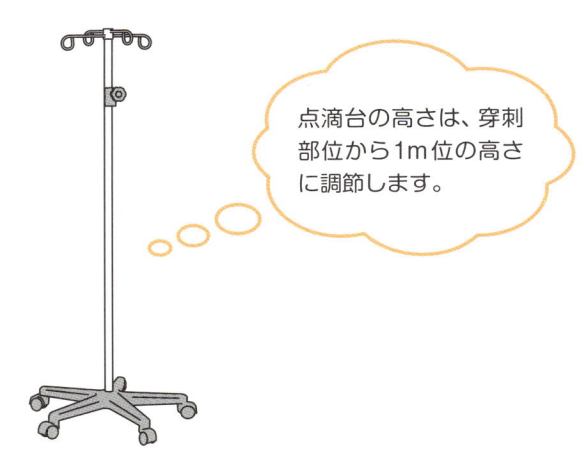

点滴台の高さは、穿刺
部位から1m位の高さ
に調節します。

●駆血帯

腕をしばり、静脈を怒張させるのに使います。

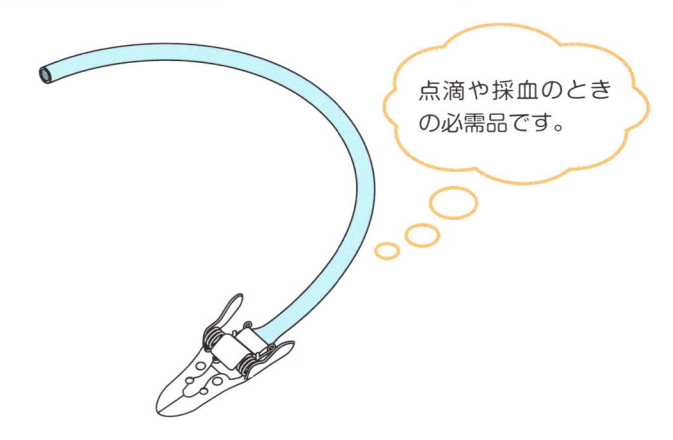

点滴や採血のとき
の必需品です。

●アルコール綿

針を刺すとき、皮膚を消毒するのに使います。

余裕を持って少
し多めに準備し
ましょう。

●穿刺部固定用のテープ

穿刺部を固定するために使います。

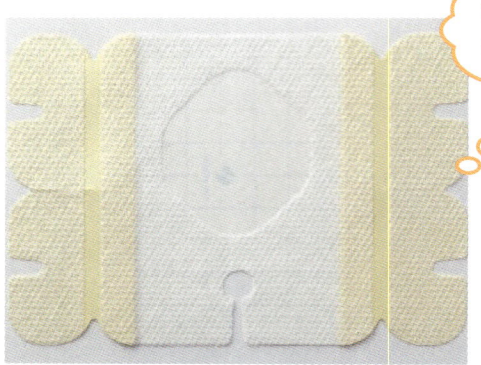

専用の透明なものを使用します。

●チューブ固定用のテープ

チューブを固定するために使います。テープは4、5cmに切っておきましょう。

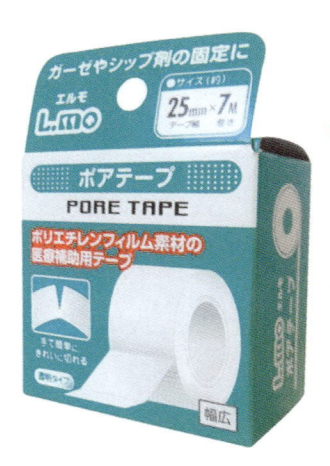

アルコール綿同様、余裕をもって少し多めに準備しましょう。

●針（翼状針もしくは留置針）

針は翼状針もしくは留置針を使います。

※どちらを使うか、針のサイズの選択などについては本文39、41ページで詳しく説明する。

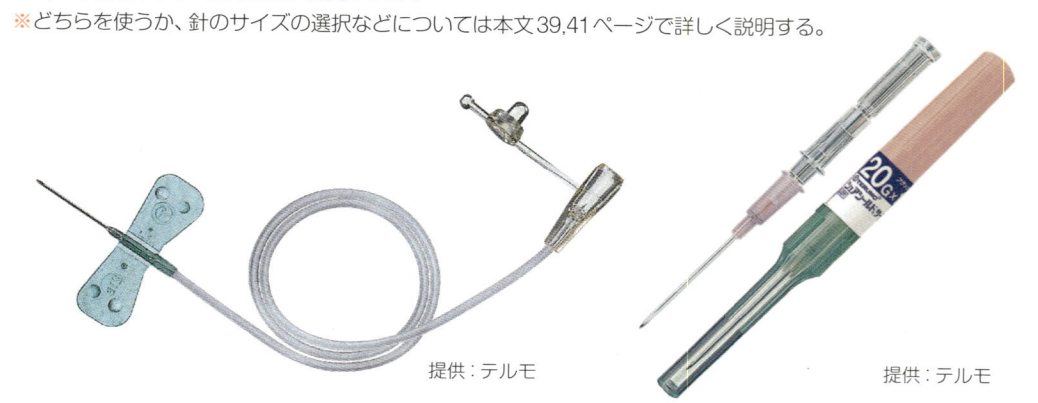

提供：テルモ

提供：テルモ

●針捨容器

留置針の内針を捨てるために使用します。

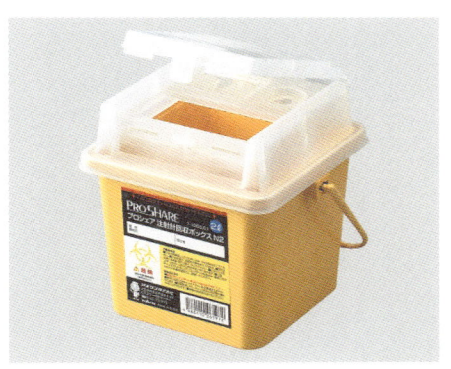

提供：テルモ

●絆創膏

針を刺すのに万が一、失敗した場合に貼ります。準備しておきましょう。

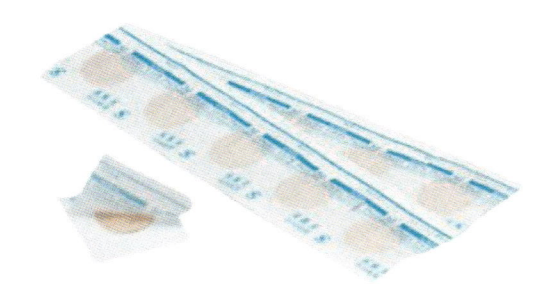

memo

chapter 2

穿刺ができる

次はいよいよ穿刺の段階です。

穿刺はただ針を刺すだけではありません。

その前後にもいろいろすべきことがあります。

何が必要か見ていきましょう。

穿刺の大まかな流れ

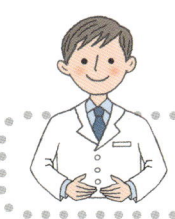

いよいよ針を刺す段階です。まずは全体の流れを理解しましょう。

✚ 針を刺す

駆血帯を上腕に巻き、静脈を怒張させます。いくつか血管がありますが、基本的には肘の少し遠位側（心臓より遠い方）の静脈を選びましょう。よい血管が見つからないときは、手背（しゅはい）を探してください（特に乳幼児は、手背の方が見やすいです）。

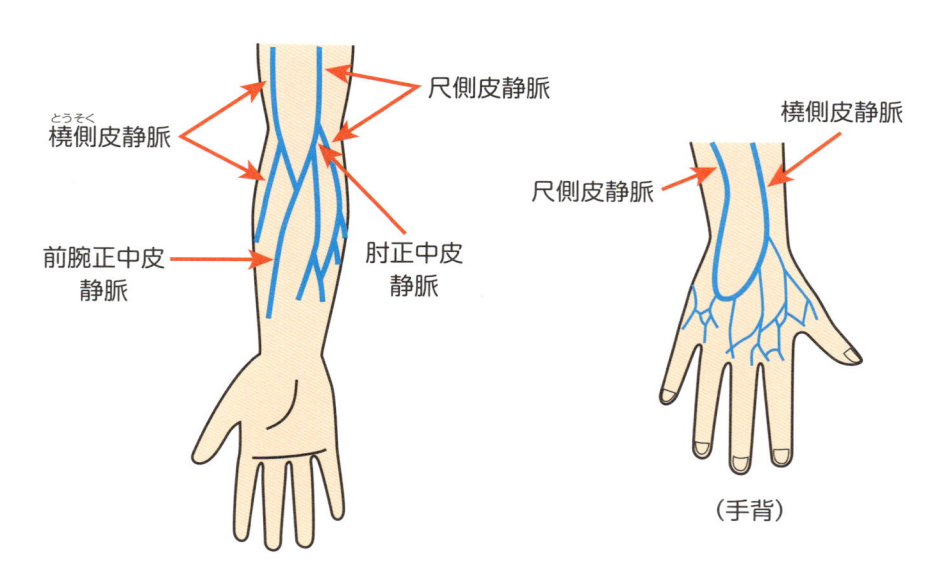

橈側皮静脈
尺側皮静脈
前腕正中皮静脈
肘正中皮静脈

尺側皮静脈
橈側皮静脈

（手背）

●針を刺してはいけない血管

以下の血管は禁忌です。針を刺さないようにしてください。

- 透析用のシャント側
- 乳がんでリンパ節郭清した側
- 麻痺側

よい血管が見つかったらアルコール綿で消毒し、針を刺します。針を刺したらクレンメを開き、点滴筒に薬液が落ちるか確認します。その後、穿刺部とチューブをテープで固定します。最後に点滴の速度を調節します。これから詳しく説明していきます。

患者さんの不安への配慮

準備を始める前、針を刺すとき、針を刺し終えたときには、患者さんの不安をやわらげることが大事です。

ベテランナースからのアドバイス

●準備を始める前に

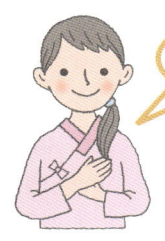

いまから何をするのかとても不安に思っています。

いまから○○という薬を点滴します。

●針を刺す直前

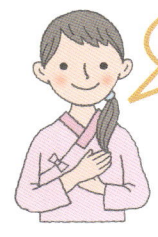

針を刺す直前は特に不安です。

いまから針を刺します。ちょっとだけ痛いです。少しの間、動かないでください。

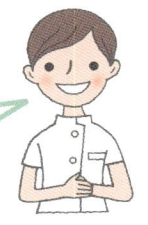

●針を刺し終えたあと

しびれはありませんか?痛みは強くなっていませんか?

テープで固定するようなちょっとした動作も不安です。

テープで固定します。

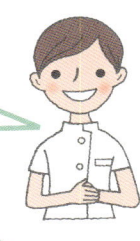

どのくらい時間がかかるのか気になります。

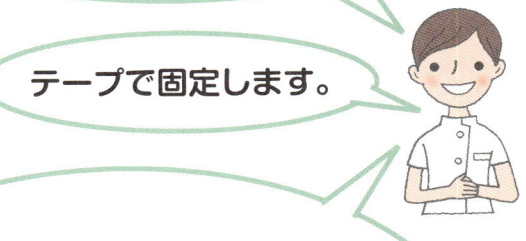

時間は○時間くらいかかります。

痛みがあったり、点滴が漏れているときはナースコールを押してください。

点滴が終わる頃に来ます。もし、早くなくなったら教えてください。

駆血帯のポイント

<ruby>駆<rt>く</rt></ruby><ruby>血<rt>けつ</rt></ruby><ruby>帯<rt>たい</rt></ruby>

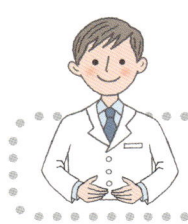

駆血帯の巻く位置、強さについて説明します。

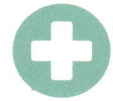 どこに巻くか？

穿刺部位より5〜10cm程近位（心臓に近い方）に巻きます。穿刺部位が前腕のときは上腕、手背のときは前腕となります。

駆血帯の強さは？

駆血帯は、強く巻くほど静脈が怒張するわけではありません。そもそも、駆血帯をするとなぜ静脈が怒張するのでしょうか？

「静脈の血液が心臓に戻れなくなるから」という理由だけでは、静脈は怒張しません。同時に動脈からの血液が流れてくる必要があります。

静脈は閉塞されるけど、動脈は閉塞させない強さ（収縮期血圧以下）で巻くようにしましょう。

血管が見えにくい場合は？

血管が見えにくい場合は「どんどん駆血帯を強くする」のではなく、

・穿刺部位を低くする。
・手を握ってもらう。
・手を握ったり、開いたりを数回繰り返してもらう（最後は握ってもらう）。
・穿刺部位をさする。
・穿刺部位を温める。

などしてみましょう。

駆血帯を長時間巻いたままにするとしびれてきます。初めのうちは手技に時間がかかり、気がついたら駆血帯を長時間付けていたことが起こり得ますので注意しましょう。

翼状針、留置針の使い方

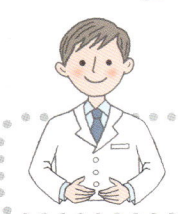

いよいよ針の刺し方の説明となりました。まずは翼状針からです。

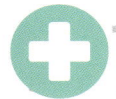

準備

あらかじめ輸液セットに接続し、針先まで薬液を満たしておきます。

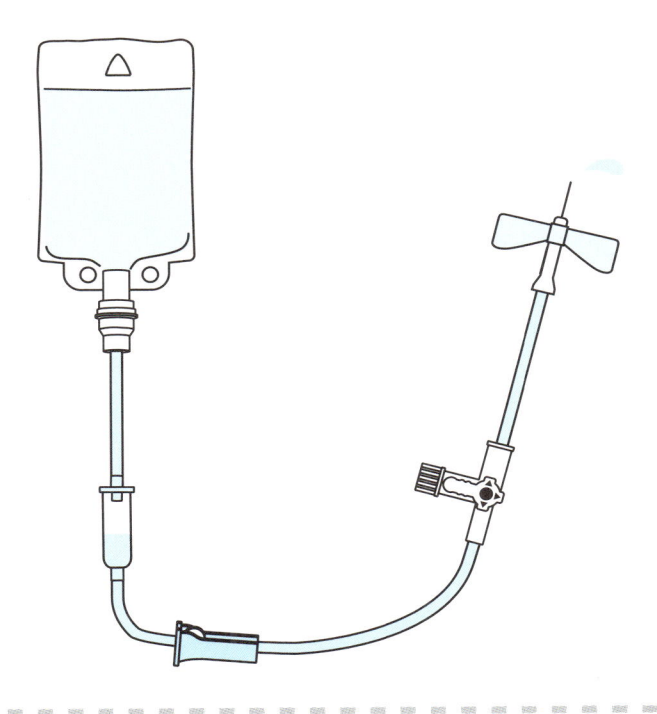

エアーを抜くことを忘れないようにしましょう。

ベテランナースからのアドバイス

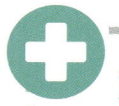

翼状針の持ち方

　翼状針は翼の持ち方が重要です。針の両隣に1枚ずつ翼が付いています。また、針のちょうど真ん中に付いているのではありません。上下どちらかにかたよって付いています。

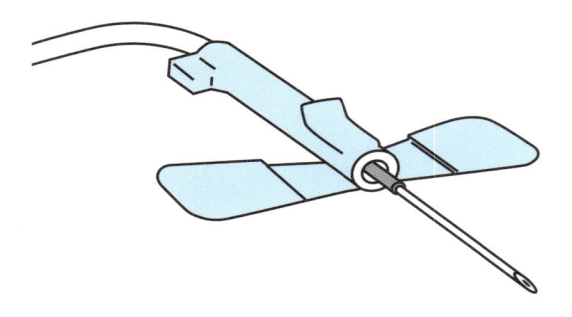

●翼は折って使う

　この翼は折って使います。折り方は、AとBの2とおりが考えられます。

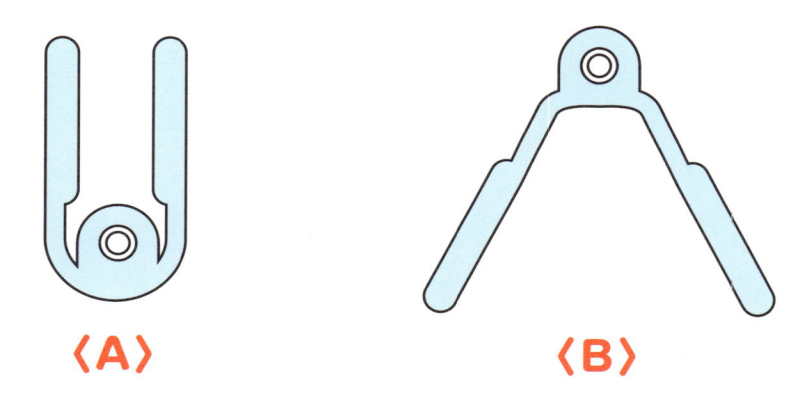

〈A〉　　　　　　　〈B〉

どちらがよいでしょうか？

　正解はAです。Aは翼の間に針を含んでいますが、Bは針を含んでいません。実際に持ってみると、Aは安定していますが、Bはぐらぐらし安定しません。
　また、針先は斜めにカットされており、カットされた面が上になる必要があります。逆だと上手く刺さりません。Aで持つとカットされた面が上になります。

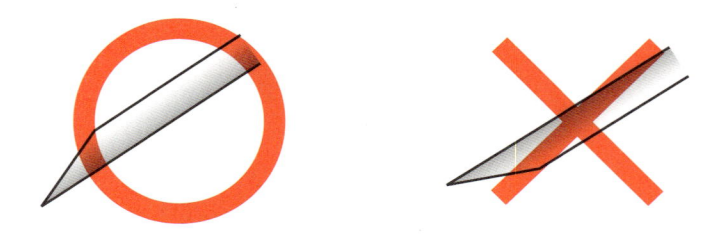

翼状針の刺し方の手順

手順① 消毒する

駆血帯を巻き、穿刺部位をアルコール綿で消毒します。

手順② 穿刺する

　片方の手で穿刺部より遠位の皮膚を手前に軽く引き皮膚が動かないようにします。翼状針を皮膚に対し15〜20度の角度で刺し、血液が逆流したらそこで止めます（これ以上進めると血管を突き破る可能性があるので無理に進めないでください）。

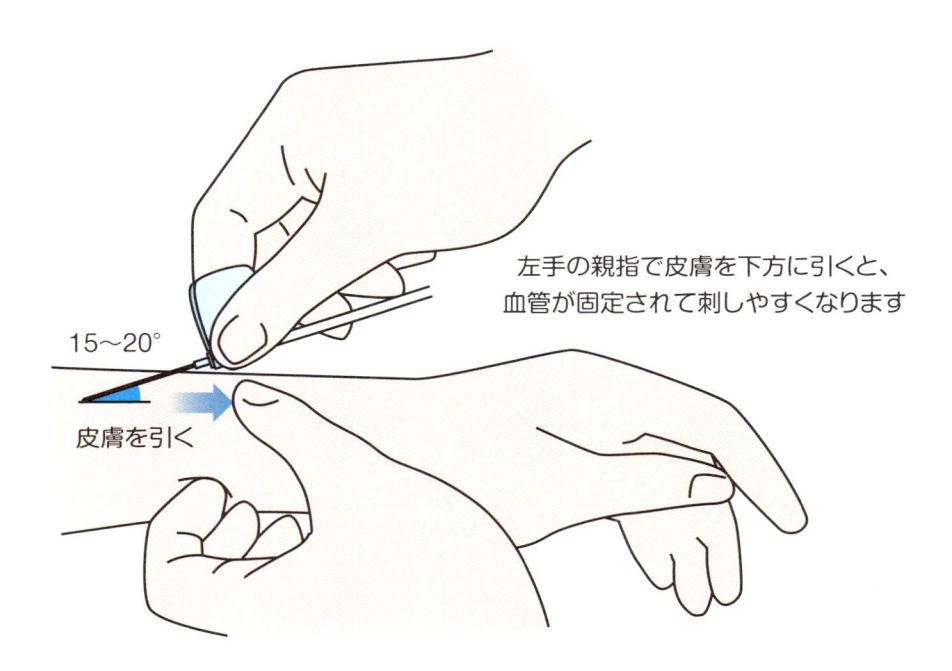

15〜20°

皮膚を引く

左手の親指で皮膚を下方に引くと、
血管が固定されて刺しやすくなります

手順③ 滴下を確認

　駆血帯を外し、クレンメを開け、点滴筒に薬液が落ちるのを確認します。点滴筒に薬液が落ちなかったり、穿刺部が腫れてきたりした場合は、翼状針がきちんと血管に入っていません。翼状針を抜き、やり直します。

手順④ 速度を調節

　翼状針を固定し、速度を調節します。詳しくはP46で説明します。

●針のキャップ

翼状針にはキャップが付いています。抜針後はキャップをスライドさせて針を覆いましょう。針が覆われるので安全に処分することができます。

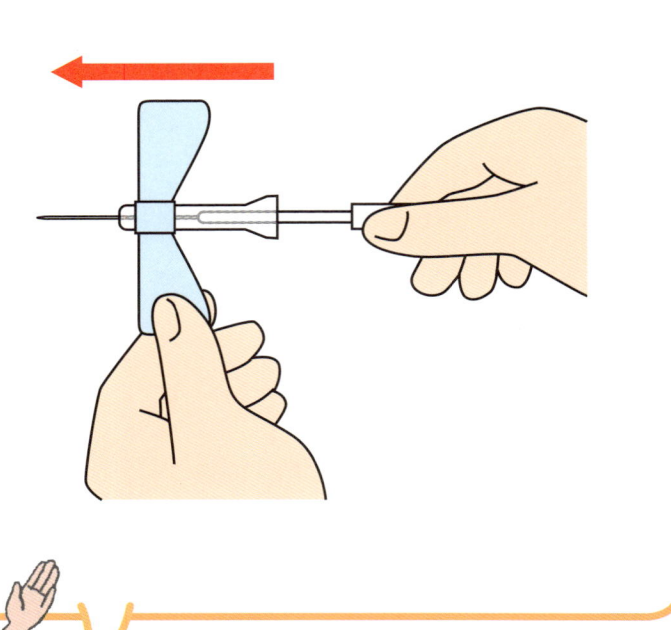

ベテランナースからのアドバイス

留置針の仕組み

留置針はサーフロー、スーパーキャス、ジェルコなどの商品があります。商品によって使い方は多少異なりますが、大きな流れは一緒です。

内針と外筒

留置針の仕組みについて知っておきましょう。留置針は外筒と内針からなります。外筒はプラスチック製の柔らかい筒になっており液体を通すことができます。内針は金属製で硬く、液体は通しません。

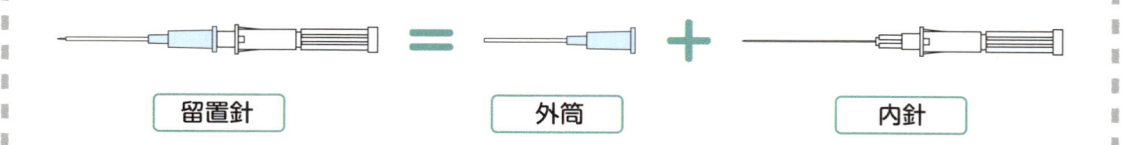

留置針	外筒	内針

最終的に外筒のみを血管に留置し、薬液を流します。

留置針の刺し方の手順

手順① **消毒する**

駆血帯を巻き、穿刺部位をアルコール綿で消毒します。

手順② **留置針をケースから取り出す**

針の部分に触れないように注意します。内針はすでに外筒にセットされています。内針と外筒の滑りが悪い場合がありますので、少し動かして滑りを確認しておきましょう。

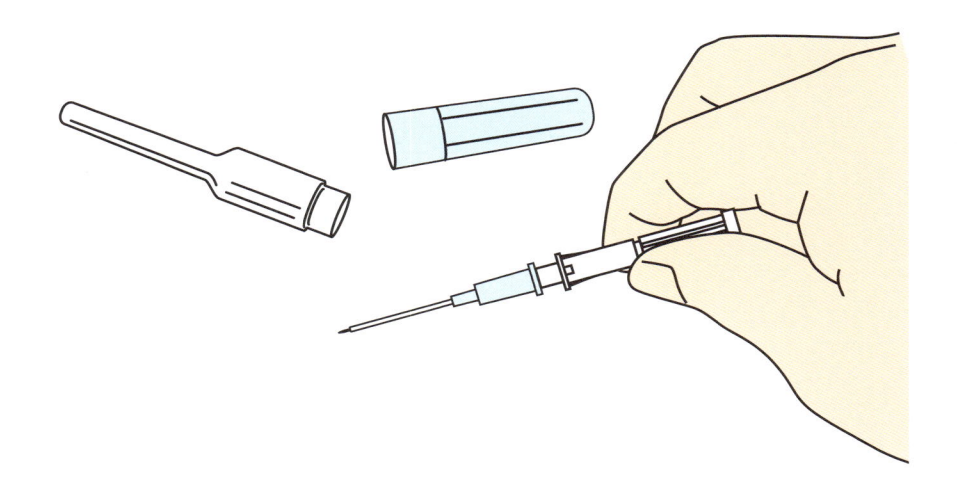

手順③ **穿刺する**

内針は斜めにカットされています。必ずカットされた面を上にして刺しましょう。逆だと上手く刺さりません。

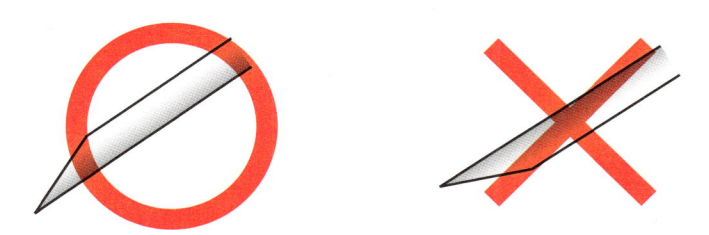

片方の手で穿刺部より遠位の皮膚を軽く引き、皮膚が動かないようにします。留置針を皮膚に対して15〜20度の角度で刺します。針先が血管に入ると、血液が少し逆流します。そこで針を進めるのをいったん止めます。

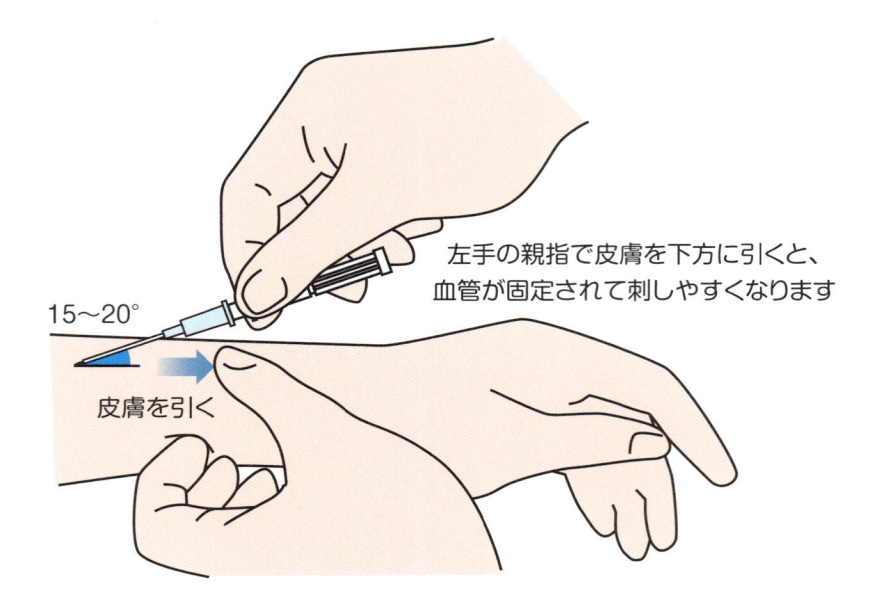

左手の親指で皮膚を下方に引くと、血管が固定されて刺しやすくなります

15～20°

皮膚を引く

その後、留置針を少しねかせてもう2、3mm程ゆっくり進めます。2、3mm進めるのは外筒を血管内に確実に入れるためです。

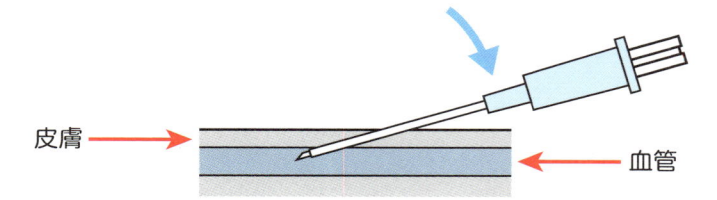

皮膚 ⟶　　　⟵ 血管

手順④ 外筒のみを最後まで進める

人差し指を使って外筒のみを最後まで進めます。内針は動かしません。

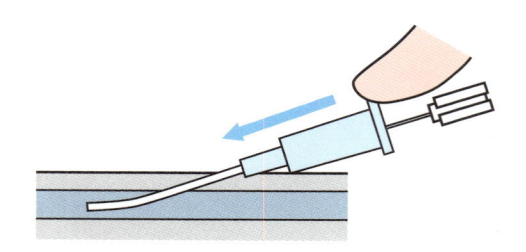

外筒がきちんと血管に入っている場合は抵抗がなく入ります。抵抗がある場合は下の図のように、血管に入っていない可能性が高いので、無理に進めないようにしましょう。

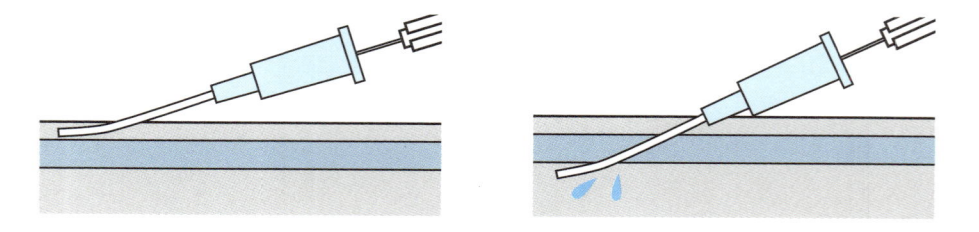

手順⑤ 駆血帯を外し内針を抜く

外筒が最後まできちんと入ったら、駆血帯を外し内針を抜きます。このとき、ただ抜いてしまうと血液が逆流してしまいます。

外筒の先を左手の薬指で皮膚の上から押さえてから内針を抜きます。内針は針捨容器に捨てます。

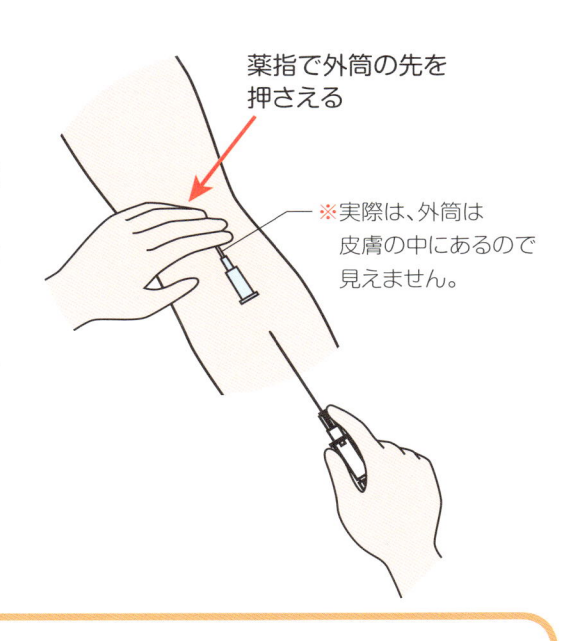

薬指で外筒の先を押さえる

※実際は、外筒は皮膚の中にあるので見えません。

外筒を力ずくでつぶして逆流を防ぐのではありません。血管と外筒の先を密着させて逆流を防ぎます。

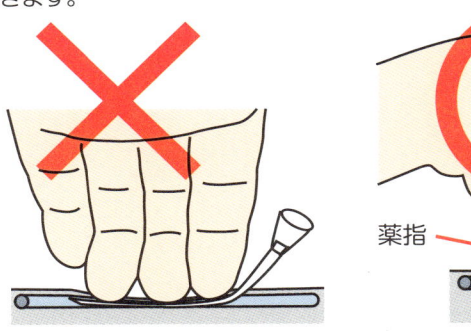

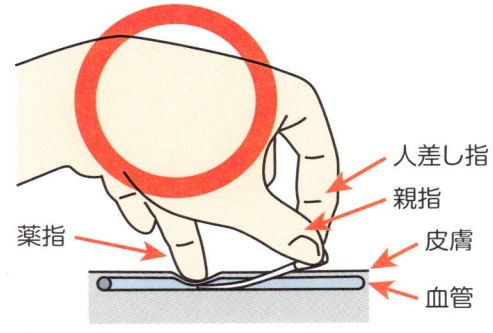

薬指　人差し指　親指　皮膚　血管

逆流防止弁が付いていて、外筒の先を押さえなくても逆流しない商品もあります。

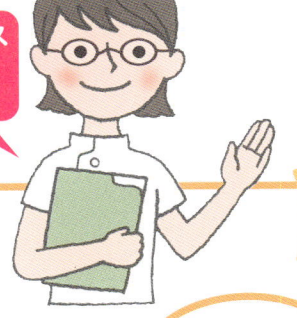

ベテランナースからのアドバイス

ボタンを押すと内針が中に収納される商品もあります。内針が不要になったらボタンを押してください。一度ボタンを押すと元に戻りません。

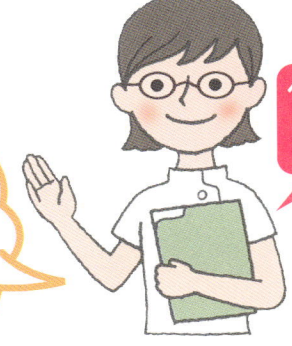

ベテランナースからのアドバイス

手順⑥ 延長チューブをつなげる

　外筒の先を押さえたまま同時にカテーテルハブを持ち、外筒に延長チューブをつなげます。その後は外筒の先を押さえていた指を離し、カテーテルハブのみ持ち留置針が抜けないようにします。

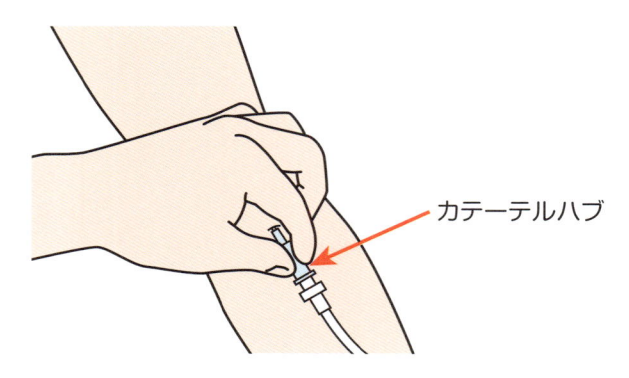

カテーテルハブ

手順⑦ クレンメを開け、点滴筒に薬液が落ちるのを確認する

　点滴筒に薬液が落ちなかったり、穿刺部が腫れてきたりした場合は外筒がきちんと血管に入っていません。外筒を抜き、やり直しとなります。

手順⑧ 外筒を固定し、速度を調節する

　固定の仕方はP43で、速度の調節の仕方はP46で詳しく説明します。

？ ちょっとした疑問

内針を使う理由

　このように留置針は内針を抜く作業があるため、翼状針よりはやや手間がかかります。

「それなら、初めから外筒のみを刺せばいいのでは？」

と思うかもしれません。しかし、外筒のみを刺すことはできません。外筒はプラスチック製で柔らかいので、そのままでは皮膚に刺さりません。

「では、外筒を硬くすればいいのでは？」

と思うかもしれませんが、外筒は柔らかいのがよいのです。腕を動かしたりして外筒が動き、血管にあたっても血管を傷付けることがありません。
　硬いと血管にあたったときに血管を傷付けてしまうことがあります。したがって、外筒は柔らかくなければいけません。柔らかい外筒を刺すために内針を使うのです。

翼状針、留置針の選び方

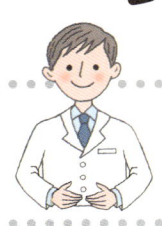

翼状針と留置針の使い方はわかりました。では、どちらを選べばよいか考えてみましょう。

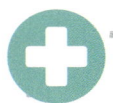 **翼状針**

翼状針は刺して終わりです。留置針と違って、内針を抜いたり、逆流しないよう外筒の先を押さえたり、内針を抜いたあと、延長チューブをつないだりする必要がなく、手間がかかりません。

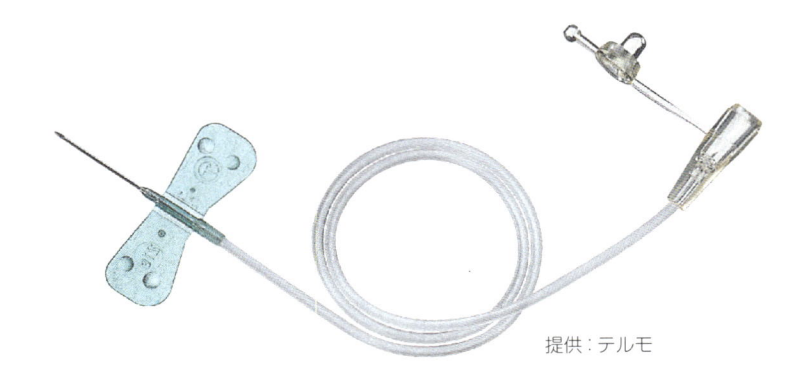

提供：テルモ

ただし、翼状針は針先が鋭利なので血管に入ったあと、先に進めることができません。そのため、血管に入っている部分は短く、少し腕を動かしたりすると容易に抜けてしまいます。

以上より、翼状針は短時間の輸液のときに用いられます。ただし、患者さんが動かない状態でいられるというのが前提です。乳幼児には使いません。また、例えば、重症患者や手術時など絶対に抜けてはいけない状況にも使いません。

○メリット
・手間がかからない

×デメリット
・抜けやすい

適応
・短時間の輸液

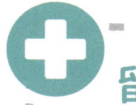

留置針

　外筒はプラスチック製で柔らかく、血管に入ったあと、さらに先に進めることができます。そのため、血管に入っている部分が長く、腕を動かしたりしても抜けにくいのです。

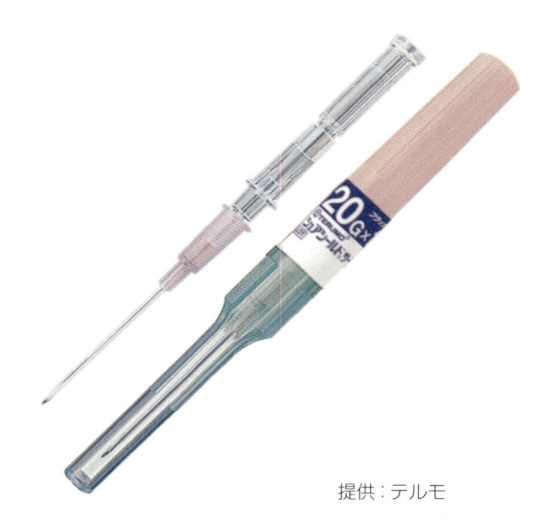

提供：テルモ

　しかし、刺すのにやや手間がかかります。

　したがって、留置針は長時間（入院患者）の輸液、重症患者、手術時、乳幼児などに使用されます。もちろん短時間の輸液に留置針を使ってはいけないということではありません。状況に応じて判断してください。
　留置針を用いるデメリットは「手間」であり、基本的に患者さんに害はありません。どちらを使うか迷った場合は、留置針を使うのが無難です。

○メリット
・針が抜けにくい

×デメリット
・刺すときにやや手間がかかる

適応
・長時間の輸液（入院患者）　　※もちろん短時間の輸液も可
・絶対に抜けてはいけない状況（重症患者、手術）
・乳幼児

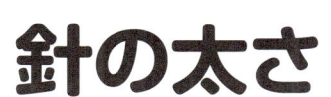

針の太さ

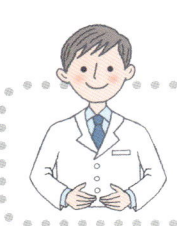

留置針や翼状針は、適切な針の太さを選ぶ必要があります。そもそも針の太さの単位を知っていますか？

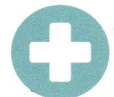

針の太さの単位は？

針の太さの単位は「G」で、ゲージと読みます。数字が小さくなるほど針は太く、数字が大きくなるほど針は細くなります。ちょっとややこしいですね。なぜそんなことになるのでしょうか？

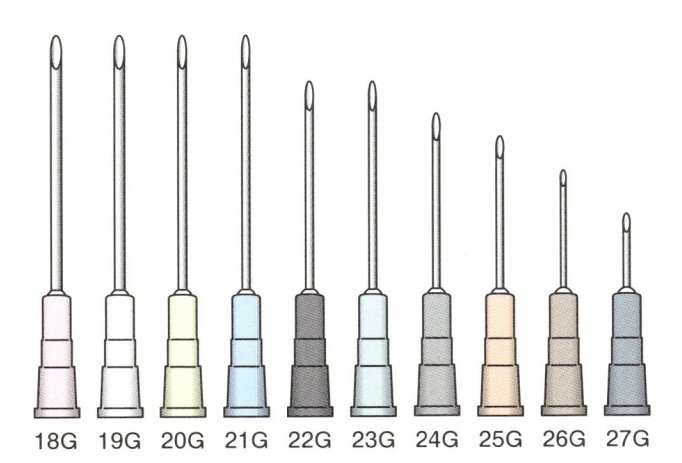

18G　19G　20G　21G　22G　23G　24G　25G　26G　27G

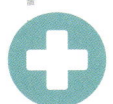

そもそもG（ゲージ）とは？

G（ゲージ）とはインチの逆数のことです。つまり、

18G＝1/18インチ

20G＝1/20インチ

となり、1インチは25.4mmなので、

18G＝1/18インチ＝25.4/18mm＝1.41mm

20G＝1/20インチ＝25.4/20mm＝1.27mm

となります。したがって、Gの数値が小さくなるほど針は太く、数字が大きくなるほど針は細くなります（商品によって若干異なります）。

それでは、細い、太いでどのような違いがあるか考えてみましょう。

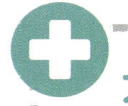

太い針

　点滴は針の太さによって投与できる速度が異なります。太い針ほど速度が速くなります。しかし、全員に太い針を使えばいいわけではありません。そもそも血管の細い人には刺せません。また、太いと比較的に痛みが強くなります。

○メリット
・速い速度で投与できる

×デメリット
・細い血管には刺せない
・比較的痛みが強い

細い針

　細い針は血管の細い方に刺すことができ、痛みも比較的少ないです。しかし、速い速度での投与はできません。

○メリット
・細い血管でも刺すことができる
・比較的痛みが少ない

×デメリット
・速い速度で投与できない

以上をふまえた上で、よく経験する場面で何Gの針を選べばよいか考えてみましょう。

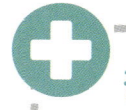

普通の点滴　20〜22G

　食事を摂れない場合の補液や抗生剤など、それほど速い速度で投与する必要がない場合がこれに当てはまります。18Gでも支障はありませんが、血管に入らない可能性があるのと、比較的痛みが強いので、あまり使用しません。24Gは速度が遅すぎる場合があるので避けましょう。

急速投与が必要な場合　18G

　重度の熱傷やショック、手術、血管造影剤投与時などがこれに当てはまります。急速投与が必要な場合は18Gがよいです。血管が細くどうしても針が入らない場合は20Gになりますが、24Gは使わないようにします。

乳幼児　24G

　小児、特に乳幼児は血管が細いので24Gを用います。

固定の仕方

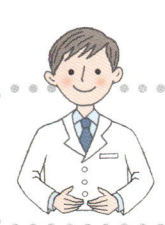

留置針にせよ翼状針にせよ、血管に針が入っても安心してはいけません。そのままでは抜けてしまいますので、すぐに固定が必要です。

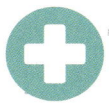

留置針の固定

　透明な大きいテープで留置針を固定します。穿刺部は薬液が漏れたり、感染を起こしたり、炎症を起こしたりする可能性があります。それらを観察できるようにするため透明のテープがお勧めです。穿刺部を透明なテープで固定しただけではまだ針が抜ける可能性があるので、チューブもテープで固定します。

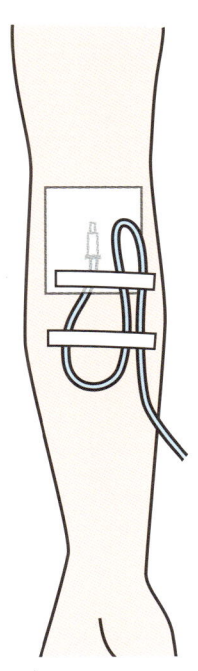

ベテランナースからのアドバイス

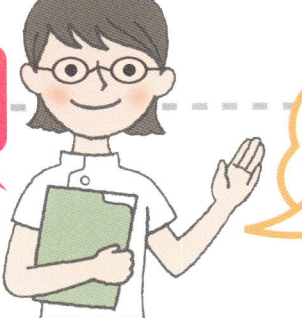

固定をする前にクレンメで速度を遅くしておきます。固定している間に薬液がどんどん落ちてしまったらいけませんからね。

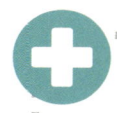 **翼状針の固定**

　翼の部分をテープで固定します。翼を固定しただけではまだ針が抜ける可能性があるので、チューブもテープで固定します。

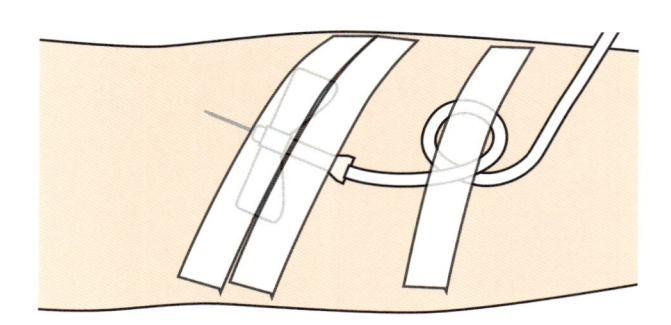

　どちらの場合も固定したら一安心です。あとは落ち着いて速度を調節しましょう。

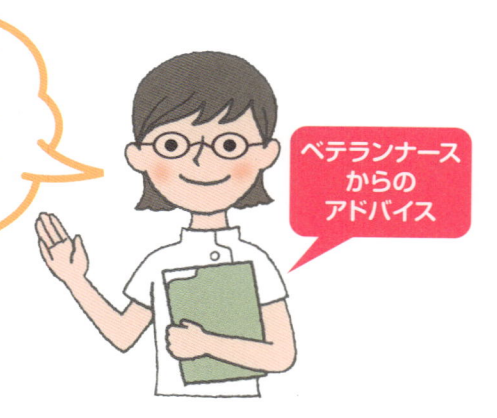

針を刺してから固定用のテープがないことに気づいても、一人では取りに行くことができません。必ずすぐ使えるように準備しておきましょう。

ベテランナース
からの
アドバイス

chapter 3

速度調節ができる

輸液の速度は「クレンメ」か
「輸液ポンプ」か
「シリンジポンプ」で行います。
それぞれについて詳しく説明していきます。

20滴で1mL

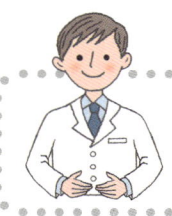

点滴の速度の調節の仕方はクレンメ、輸液ポンプ、シリンジポンプがあります。まずはクレンメによる速度の調節を学びましょう。

クレンメで調節する

白い丸い部分は**ローラー**といい、チューブをしめつけるはたらきがあります。上に動かせばしめつけがゆるくなり、下に動かせばしめつけがきつくなります。つまり、上に動かせば投与速度が速くなり、下に動かせば投与速度が遅くなります。

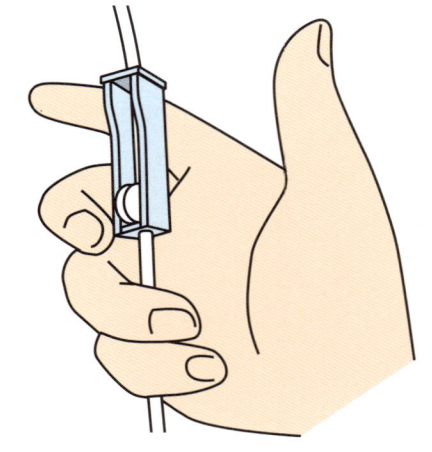

点滴筒に落ちる薬液はきちんと量が決まっています。大人用の場合20滴で1mL、小児用の場合60滴で1mLとなっています。輸液セットの袋に書いてありますので確認しましょう。

ベテランナースからのアドバイス

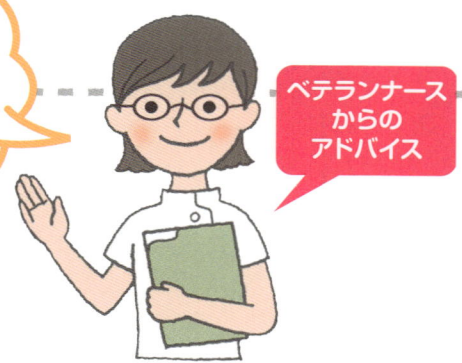

速度の計算法

点滴の投与は2通りで指示されます。1つは速度でもう1つは時間です。例えば、

・生食500mLを200mL/時で投与（速度）
・生食500mLを2時間で投与（時間）

といった感じです。それでは、20滴で1mLの場合、どのように調節したらよいのか考えてみましょう。

どのように速度を調整するのか

●生食500mLを200mL/時で投与（速度）

200mL/時⇒1時間で200mL⇒1時間で4,000滴⇒60分で4,000滴⇒1分で67滴
となります。1分で67滴を確認するのは大変なので、10秒で11滴になるよう調節します。

●生食500mLを2時間で投与（時間）

500mLを2時間⇒1時間で250mL⇒1時間で5,000滴⇒60分で5,000滴⇒1分で83滴
となります。1分で83滴を確認するのは大変なので、10秒で14滴になるよう調節します。

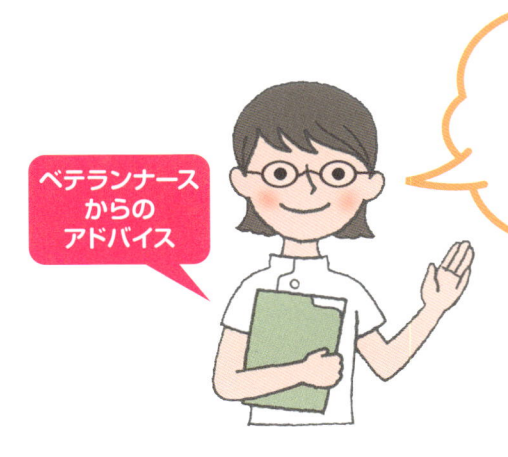

ベテランナース
からの
アドバイス

10秒から15秒で調節することが
多いです。小数になる場合、キリ
のよい数字にしましょう。小児用
の輸液セットを用いた場合は、60
滴で1mLになるので注意します。

公式を使う

20滴で1mL（小児用は60滴で1mL）というのを知っていれば、先ほどのように自分で計算できま
す。しかし、慣れていなかったり、忙しかったりすると間違えてしまう可能性もあります。以下の式
を知っておきましょう。

> **1分間の滴下数＝1時間の流量（mL/時）×1mLの滴下数÷60**

この式を用いて、先ほどの指示を見てみましょう。

●生食500mLを200mL／時で投与（速度）

1時間の流量：200
1mLの滴下数：20

を式に当てはめると、

1分間の滴下数＝200×20÷60≒67

と求めることができます。

●生食500mLを2時間で投与（時間）

1時間の流量：500÷2＝250
1mLの滴下数：20

を式に当てはめると、

1分間の滴下数＝250×20÷60≒83

となり求めることができます。

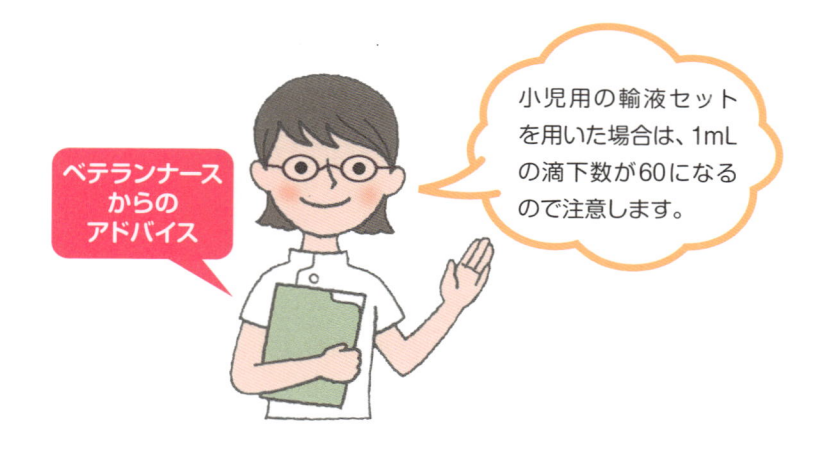

ベテランナース
からの
アドバイス

小児用の輸液セット
を用いた場合は、1mL
の滴下数が60になる
ので注意します。

早見表を使う

滴下数は自分で計算できた方がよいのですが、毎回、自分で計算するのは大変です。そこで、以下のような早見表を使うと便利です。

次の表を用いて、先ほどの指示を見てみましょう。

●1分間の輸液滴数　1mL/20滴

時間 ＼ 輸液量	50mL	100mL	200mL	250mL	500mL	850mL
30分	33	67	133	167	333	567
1時間	17	33	67	83	167	283
2時間	8	17	33	42	83	142
3時間	6	11	22	28	56	94
4時間	4	8	17	21	42	71
5時間	3	7	13	17	33	57
6時間	3	6	11	14	28	47
7時間	2	5	10	12	24	40
8時間	2	4	8	10	21	35
9時間	2	4	7	9	19	31
10時間	2	3	7	8	17	28

●**生食500mLを200mL/時で投与（速度）**

「輸液量」200mLと「時間」1時間の交点（青）より、1分間の滴下数が67滴とわかります。

※輸液量が500ではないことに注意してください。

●**生食500mLを2時間で投与（時間）**

「輸液量」500mLと「時間」2時間の交点（緑）より、1分間の滴下数が83滴とわかります。

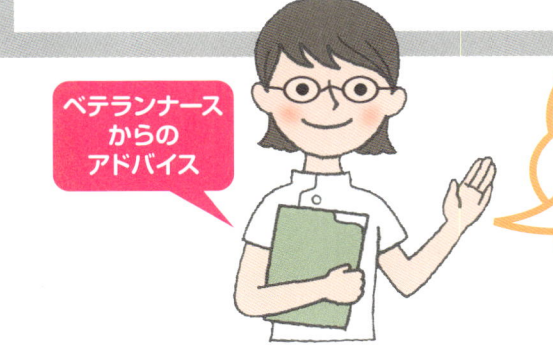

ベテランナースからのアドバイス

小児用の輸液セットを用いる場合は、1mL/60滴の表を見るか、1mL/20滴の表の結果を3倍にしましょう。例えば、生食500mLを200mL/時で投与する場合、1分間の滴下数は67×3＝201（滴）となります。

輸液ポンプで速度を調節する

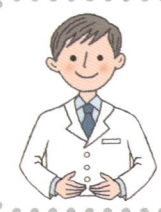
クレンメによる速度調節は、どうしても誤差が生じてしまいます。正確に速度を調節したい場合は輸液ポンプを使いましょう。TERUMO製の輸液ポンプを例に使い方を説明していきます。メインで投与するか、側管から投与するかで若干手順が異なります。それぞれの手順について見ていきましょう。

予定量
合計で何mL投与したいか入力します。

流量
1時間で何mL投与したいか入力します。

停止・消音スイッチ

[アップ][ダウン]スイッチ
予定量と流量を入力するときに押します。1の桁、10の桁、100の桁の順に並んでいます。

電源
長押しします。

開始スイッチ

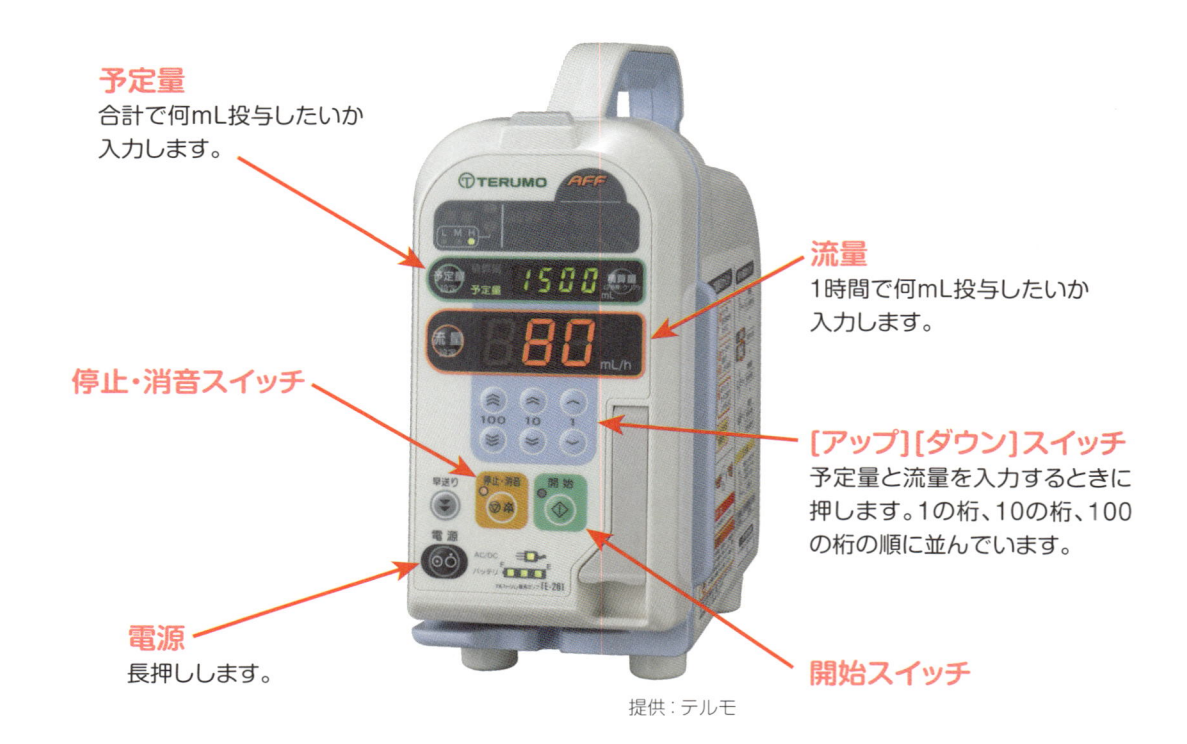

提供：テルモ

メインで投与する場合の手順

手順① 輸液ポンプを支柱台へ固定する

　輸液ポンプを支柱台へ固定します。安定するよう比較的低い位置に取り付けてください。また、脚との位置関係にも注意してください。図のように取り付けると、移動させたときに安定します。

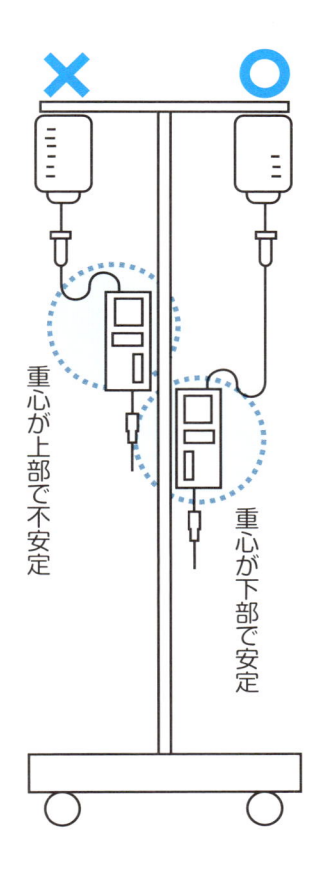

重心が上部で不安定

重心が下部で安定

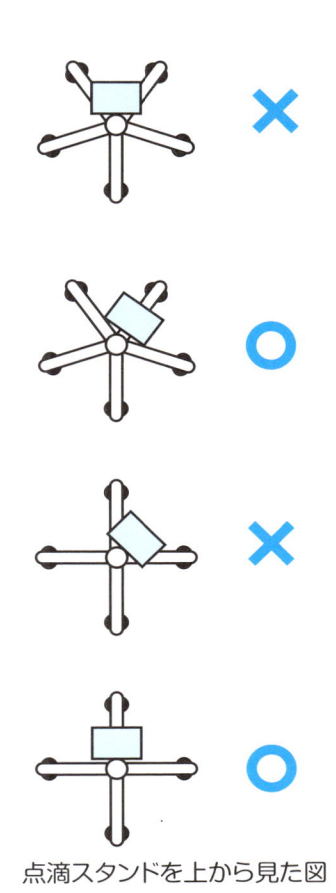

点滴スタンドを上から見た図

手順② 電源を入れる

　ドアを開け電源を入れるとセルフチェックが始まります。きちんと動作するか確認しましょう。

手順③ ライン確保

　ライン確保をし、クレンメで速度を遅くしておきます。

手順④ チューブをセットする

　ドア内にはチューブをはめ込む部分があります。中に説明が書いてありますので、そのとおりにセットします。基本的にチューブが曲がらないよう、まっすぐにはめ込めばOKです。なお、クレンメは輸液ポンプの下になるようにします。

　クレンメを補液ポンプの上にすると、クレンメを閉じても薬液が流れ続けてしまうことがあります。

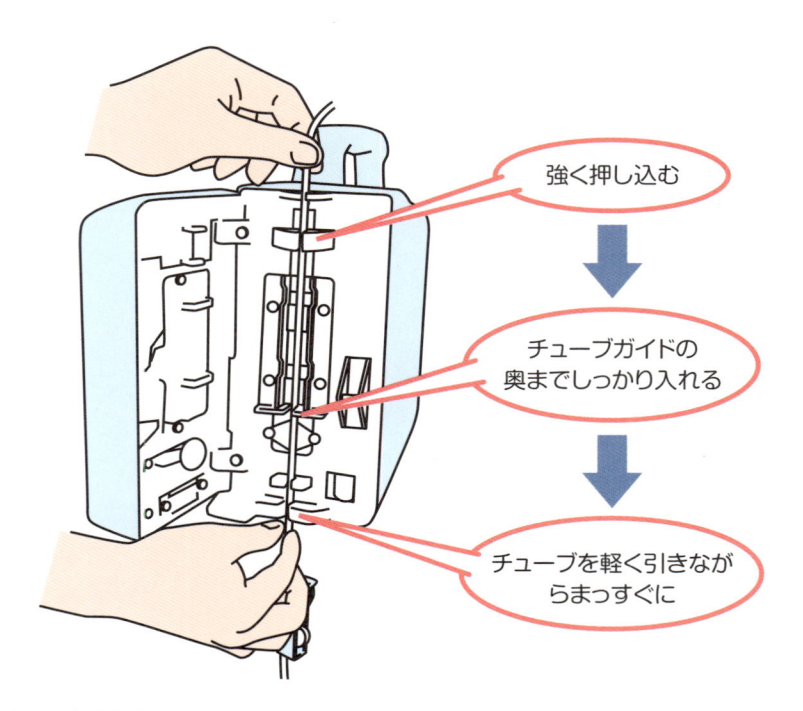

強く押し込む

チューブガイドの
奥までしっかり入れる

チューブを軽く引きなが
らまっすぐに

手順⑤　ドアを閉める

チューブがドアの変なところから出ないよう注意しましょう。最後まで確実に閉めてください。

手順⑥　予定量・流量を設定する

　予定量と流量を設定します。数字の表示は「積算量」「予定量」「流量」の3つがあります。「予定量スイッチ」を押して予定量、「流量スイッチ」を押して流量を設定します。単位には十分に注意しましょう。

手順⑦　「開始スイッチ」を押し、輸液を開始する

クレンメは全開にしておきます。

確認事項

　以下のことを確認しましょう。

・点滴筒に薬液がきちんと落ちているか。
　※少ない流量ではすぐに滴下しませんので、しばらく観察しましょう。
・流量に間違いはないか。
・穿刺部位の腫脹（しゅちょう）、痛みはないか。

患者さんの不安への配慮

●輸液ポンプを準備しながら

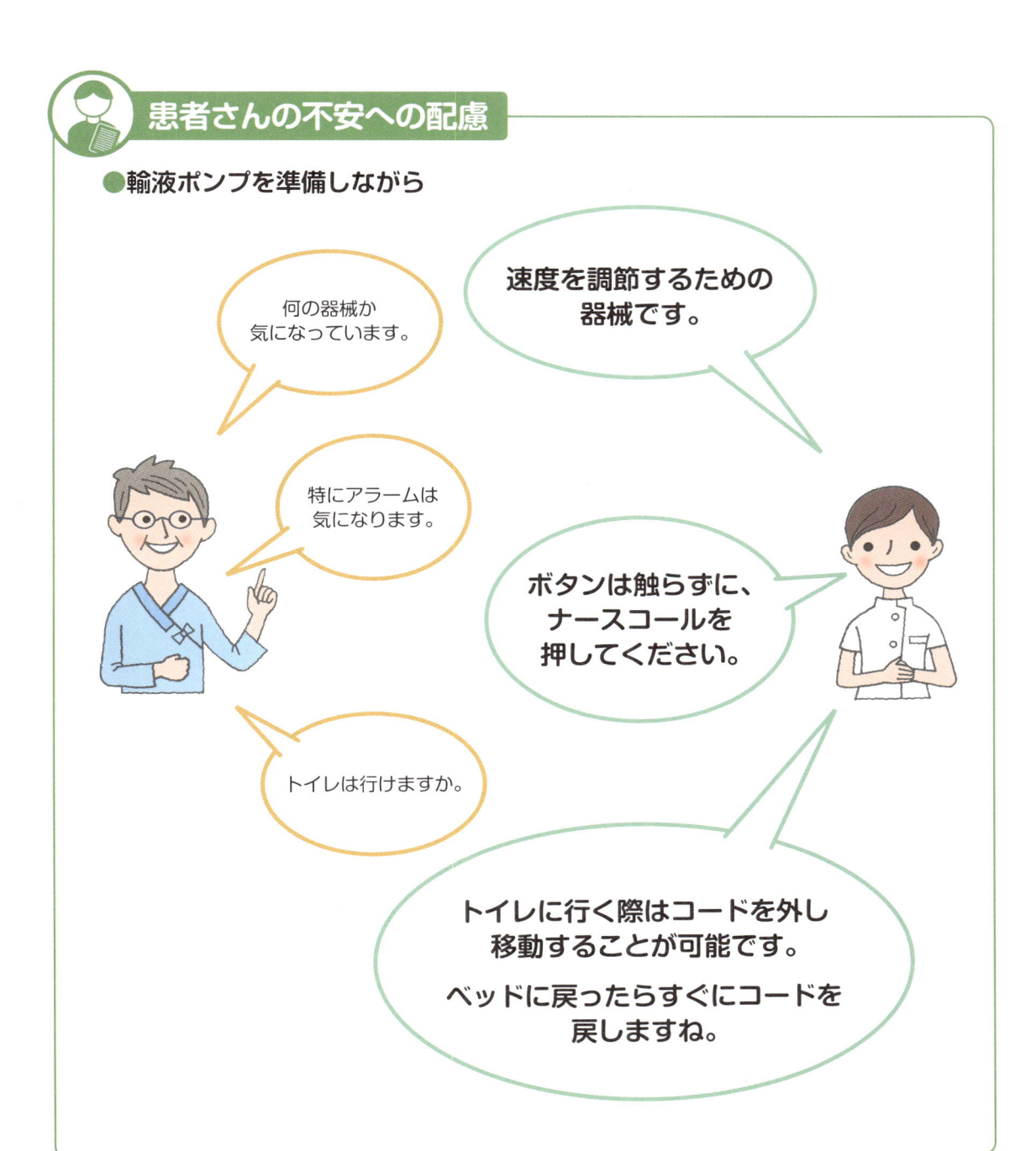

何の器械か
気になっています。

速度を調節するための
器械です。

特にアラームは
気になります。

ボタンは触らずに、
ナースコールを
押してください。

トイレは行けますか。

トイレに行く際はコードを外し
移動することが可能です。

ベッドに戻ったらすぐにコードを
戻しますね。

側管から投与する場合の手順

手順① から **手順⑥** までは、メインで投与する場合と同様です。

手順① 輸液ポンプを支柱台へ固定

手順② 電源を入れる

手順③ ライン確保

手順④ チューブをセットする

手順⑤ ドアを閉める

手順⑥ 予定量と流量を設定する

手順⑦ 薬液が満たされているか確認

　チューブの先が薬液で満たされているか再度確認しましょう。満たされていない場合はクレンメを開け「早送りスイッチ」を押し、先端まで薬液を満たしてください。その後、クレンメを閉じておきます。

手順⑧ 側管に接続する

　チューブを側管に接続します。

手順⑨ 「開始スイッチ」押し、輸液を開始する

　クレンメは全開にしておきます。三活を用いた場合、ハンドルを図のように回します。あとはメインの場合と同様な確認をしましょう。

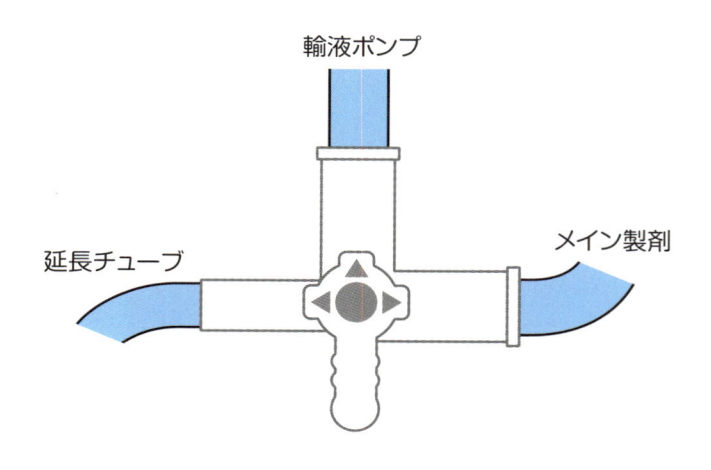

輸液ポンプ

延長チューブ　　　　　　　　　　　　メイン製剤

輸液ポンプのアラームへの対処

アラームが鳴ったら次の順に行います。

「停止・消音ボタンを押す」⇒「クレンメを閉じる」⇒「アラームの内容を確認」

以下がアラームの内容と観察するポイントです。

●「閉塞」アラーム
・クレンメは初めから閉じていなかったか
・チューブは折れていないか
・三活のハンドルの向きは正しいか
・チューブ内に結晶、混濁はないか
・留置針はズレていないか

　上記のどれでもない場合は、留置針の先端で凝血している可能性があります。留置針の刺し直しが必要です。

●「気泡」アラーム
・点滴ボトルが空になっていないか
・チューブ内に気泡がないか
　気泡がある場合は、指でたたき点滴筒へ移動させましょう。点滴筒が空になっていたら、新しい薬剤をつなぎ、メインとして使用している場合は三活の側管からエアーを抜きます。側管から投与している場合は、一度、側管から外し、エアーを抜いてから再度、側管に接続します。

●「バッテリー」アラーム
・コードが外れていないか
　途中までしか入っていない場合があります。最後までしっかりさしましょう。

●「ドア」アラーム
・ドアが開いていないか
　最後まで閉まらない場合は、チューブがきちんとはまっていないか、変なところから出ている可能性があります。

●「完了」アラーム
・予定量が終了
　輸液を継続する場合は「予定量」を増やすか、「積算クリア」を押して再度、設定します。

シリンジポンプで速度を調節する

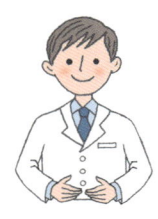 薬剤によっては1mL/時など極微量を投与するものがあります。そのような場合はシリンジポンプを使いましょう。TERUMO製のシリンジポンプを例に具体的な使い方を説明していきます。

シリンジポンプは極微量を投与するので、単独ラインだと針先が凝血し、流れなくなってしまいます。そのため、メイン製剤でライン確保をしておき、側管から投与します。今回は三方活栓を用いた場合の投与法を紹介します。

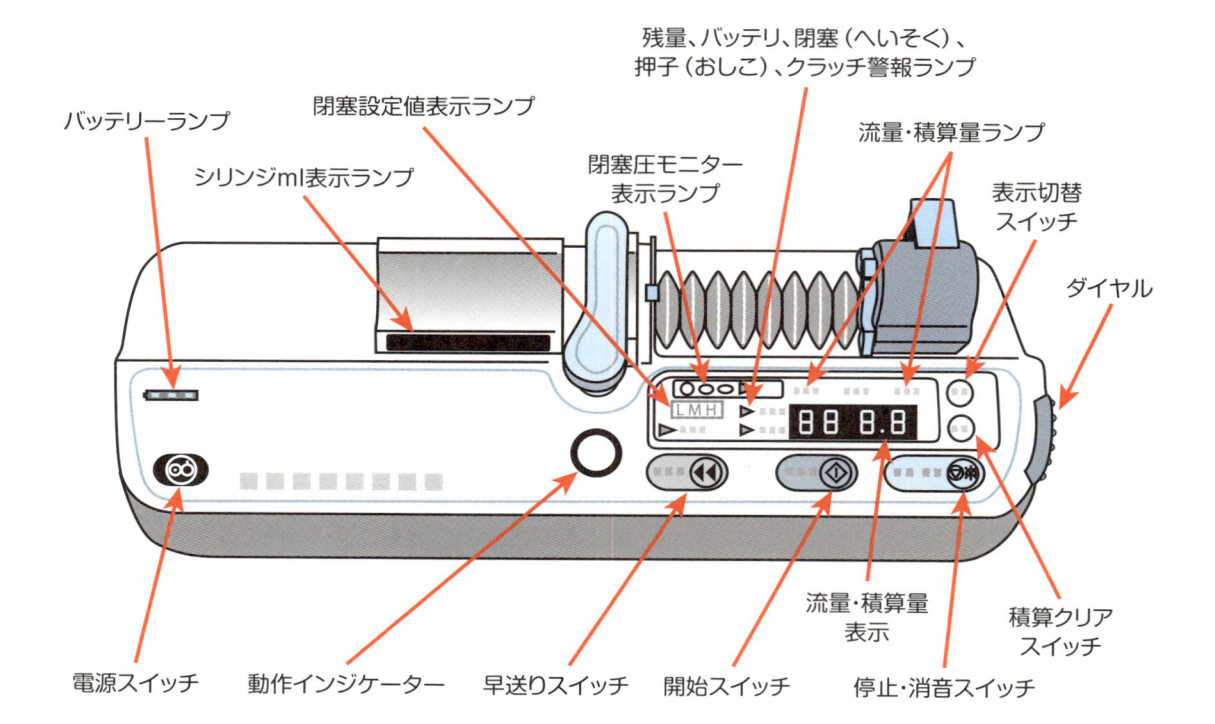

シリンジポンプによる調節手順

手順① **シリンジポンプを支柱台へ取り付ける**

　シリンジポンプを支柱台へ取り付けます。取り付ける位置は、穿刺部位と同じ高さにします。

手順② シリンジを取り付ける

　クランプを上げ、シリンジをスリット、フックに取り付けます。きちんと固定されたらクランプを戻します。

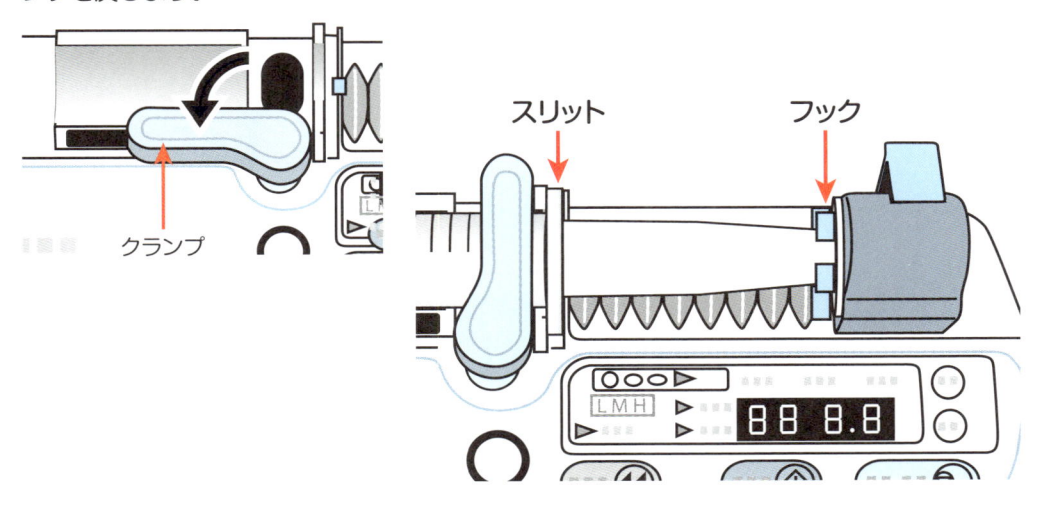

スリット

フック

クランプ

手順③ 流量を設定する

　電源を入れ、横についているダイヤルを回し流量を設定します。小数点や単位に注意しましょう。

手順④ チューブに薬液を満たす

　「早送りスイッチ」を押して、薬液をチューブの先端まで満たします。
　「早送りスイッチ」を押すのは、シリンジの押子とフックをしっかり接触させる意味もあります。

手順⑤ 三方活栓のエアーを抜く

　三方活栓のハンドルを下の図の向きにし、メイン製剤の薬液を流し、エアーを抜きます。

この部分を薬液で満たす

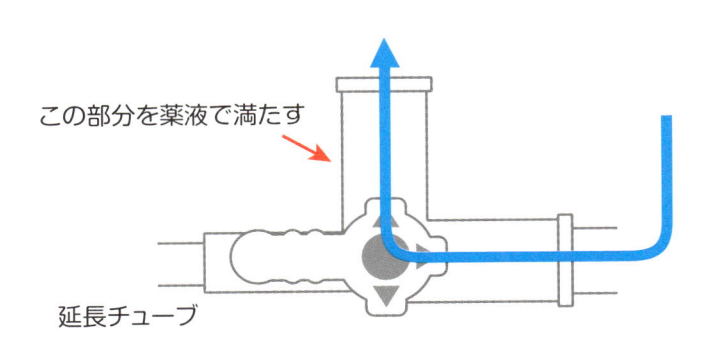

延長チューブ

手順⑥ **三方活栓につなぎ「開始スイッチ」を押す**

　シリンジからチューブを三方活栓につなぎ「開始スイッチ」を押します。忘れずに三方活栓のハンドルを図の向きにしましょう。

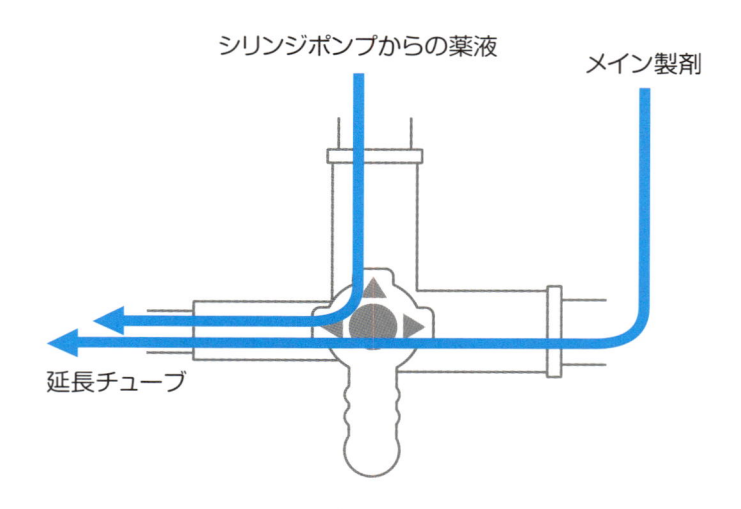

シリンジポンプからの薬液

メイン製剤

延長チューブ

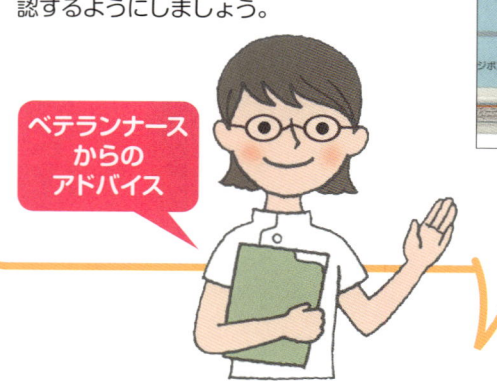

ベテランナース
からの
アドバイス

きちんと開始されていると動作インジケーターが緑色で回転します。シリンジポンプは非常にゆっくり動作しますので、見た目では本当に動作しているかはよくわかりません。必ず動作インジケーターで確認するようにしましょう。

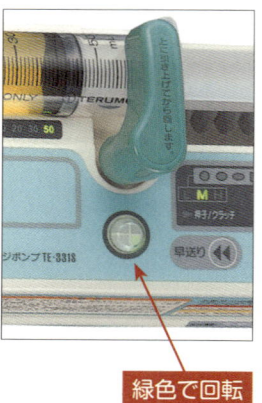

緑色で回転

手順⑦ **再度確認する**

　以下の内容を再度確認します。

・シリンジが正しくセットされているか
・流量は正しいか
・三活のハンドルの向きは正しいか
・きちんと開始されているか（動作インジケーターで確認）

 **患者さんの不安への配慮**

●輸液ポンプを準備しながら

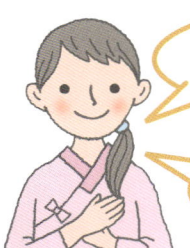

何の器械か
気になっています。

特にアラームは
気になります。

トイレは行けますか。

速度を調節するための
器械です。

ボタンは触らずに、
ナースコールを
押してください。

トイレに行く際はコードを外し
移動できます。

ベッドに戻ったらすぐにコードを
戻しますね。

? **ちょっとした疑問**

なぜ、穿刺部と同じ高さにするのか？

シリンジポンプの取り付け位置は、穿刺部と同じ高さにしましょうと説明しました。もしかすると、

「器械が押すんだから高さなんて関係ないんじゃないの？」

と思われるかもしれません。確かに器械に正しくセットした場合はそのとおりです。しかし、シリンジが「スリット」や「フック」にきちんと固定されていなかった場合、命に関わる事象が起こる可能性があります。

サイフォニング現象

特にシリンジが穿刺部位より高い位置にある場合、重力の影響で薬液が一気に流れることがあります。これを**サイフォニング現象**といいます。

通常、シリンジポンプで投与する薬剤は極微量で作用するものですので、一気に体内に入ったら大変です。これを避けるために必ず穿刺部位と同じ高さに取り付けます。

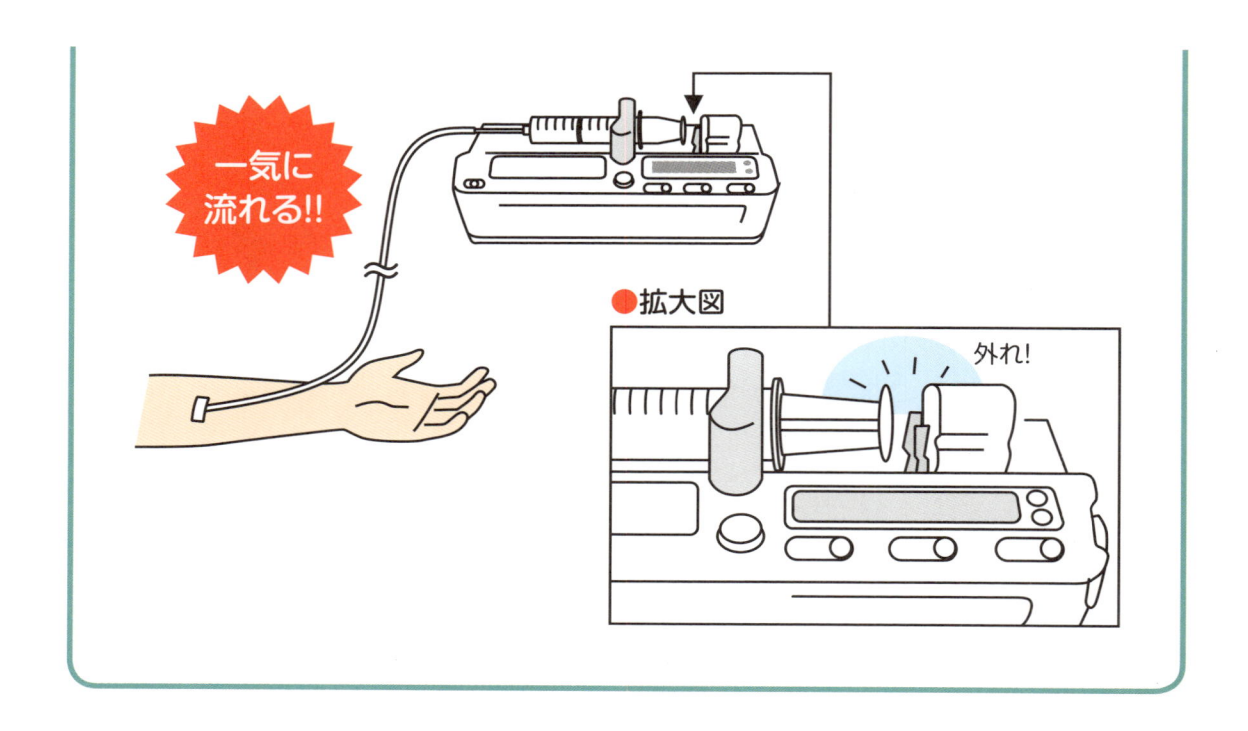

シリンジポンプのアラームへの対処

シリンジポンプのアラームが鳴ったら、次の対応を行います。

「停止・消音」ボタンを押す　⇒　原因の確認

　以下がアラームの内容と確認するポイントです。

● **「押子／クラッチ」アラーム**
　・押子（おしこ）がフックから外れていないか

● **「閉塞」アラーム**
　・ルートが折れていないか
　・三方活栓が閉じていないか
　三方活栓が閉じていた場合、ハンドルを回しシリンジポンプの薬液が流れるようにしてはいけません。チューブに圧がかかっており、ハンドルを回すと薬液が一気に流れてしまいます。シリンジポンプで投与する薬液は、極微量で作用しますので、一気に流れたら大変です。以下の手順で対処してください。

手順❶ チューブを三方活栓から外す
　三方活栓のハンドルはそのままにし、チューブを三方活栓から外します。余分な薬液が抜けます。

手順❷ 再度、三方活栓につなぐ

チューブの先端が薬液で満たされているのを確認したら、再度、三方活栓につなぎます。チューブの先端が薬液で満たされていなかったら「早送りスイッチ」を押して薬液を満たしてから三方活栓につなぎましょう。

手順❸ 「開始スイッチ」を押す

三方活栓のハンドルを図の向きにし、シリンジポンプの薬液が流れるようにします。

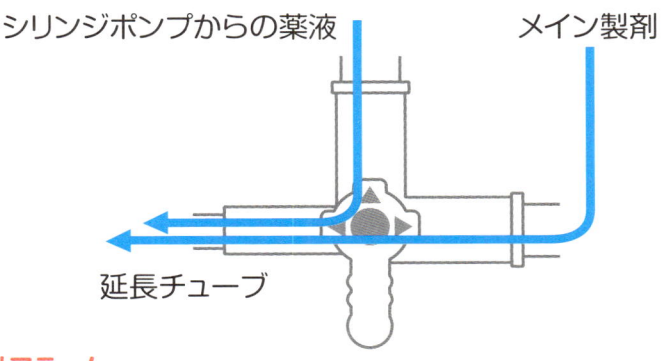

シリンジポンプからの薬液　　　　メイン製剤

延長チューブ

● 「バッテリー」アラーム

コードが外れていないかを確認します。

途中までしか入っていない場合があるので、　最後までしっかりさしましょう。

● 「残量」アラーム

薬液の残りが少なくなったらアラームが鳴ります。以下の手順ですぐに新しいシリンジに変えます。

手順❶ 「停止スイッチ」を押す

三方活栓のハンドルを回し、
シリンジポンプ側を閉じます。

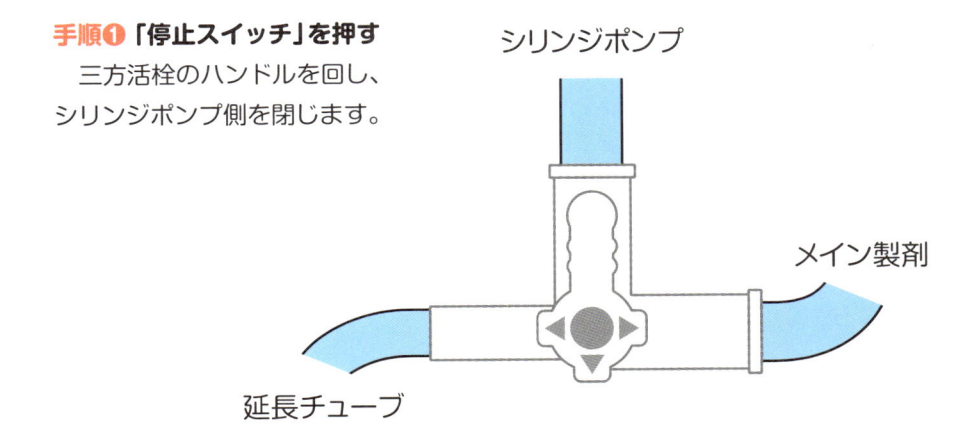

シリンジポンプ

メイン製剤

延長チューブ

手順❷ 古いシリンジのチューブを三方活栓から外す

手順❸ 新しいシリンジをセットする

あとは先ほどと同じように本文57ページの手順④以降を行います。

ここまで読み終えて

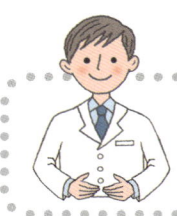

これで輸液の仕事に必要なことはひととおりできるようになりました。それでは次に、輸液製剤について考えていきましょう。

➕ よくある症例と輸液製剤の使い方

　Chapter4では、病院で経験することの多い10の症例をもとに、使用頻度の高い輸液製剤の適応を勉強していきます。結論からいうと、

> 生食：ショック、血管内脱水、手術、低Na血症、高K血症
> ソルアセトF：ショック、血管内脱水、手術、低Na血症
> ソルデム1：小児、病態が不明な場合のライン確保
> ソルデム3A：（1日分の）Na、水分の補充
> 5％ブドウ糖液：細胞内脱水、高Na血症、うっ血性心不全のライン確保

ですが、これは丸暗記するものではなく、考えるものです。

　しかし、一から処方内容を考えることはしません。医師がオーダーした内容を見て、なぜその輸液製剤を選んだのか、そもそもその輸液製剤はどのようなものかを一緒に考えていきたいと思います。

　最後の症例を読み終える頃には上記の適応が自然と頭に入っていることでしょう。仮に忘れたとしても、自分で考えられるようになっているはずです。

chapter 4

症例から
輸液製剤を考える

ここではふだんよく経験する 10 の症例をとりあげ、

輸液製剤の使い分けを見ていきます。

医師は何を考え輸液製剤を選択しているか

わかるようになります。

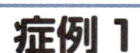

症例1
造影CTで血圧低下

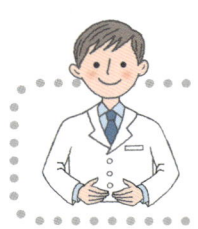

ある病院での出来事です。研修医の先生のオーダーは適切でしょうか。

症例

　60歳女性。腹痛の検査のため造影CTを撮ることになった。生食100mLでライン確保されている。造影CT後、気分不快を訴えた。血圧80/45mmHg、脈拍数110/分。生食がなくなりかけている。

看護師　「点滴がなくなりそうですがどうしますか？」
研修医　「新しいのをつないでください。」
看護師　「何にしますか？」
研修医　「ソルデム3Aで。」
指導医　「ソルデム3Aじゃなく生食500mLで。あと、アドレナリンの筋注の準備もしてください。」
看護師　「生食500mLとアドレナリンですね。わかりました。」

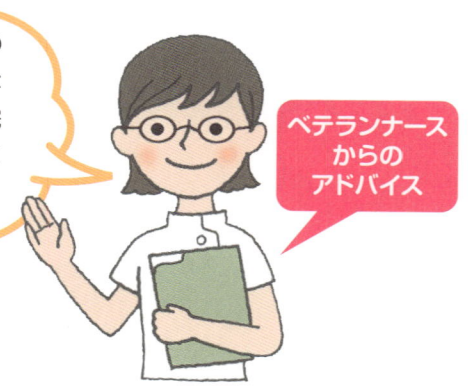

ソルデム3Aと同じ性質のものにソリタ-T3、KN3などがあります。自分の病院で採用されているものに置き換えて読みましょう。

ベテランナースからのアドバイス

症例のポイント

　患者さんは造影CTを撮ったあと血圧が下がってしまいました。輸液は研修医がソルデム3Aをオーダーしましたが指導医によって生食に変更されました。

・この患者さんはなぜ血圧が下がったのでしょうか？
・研修医はソルデム3A、指導医は生食をオーダーしました。どちらがよいのでしょうか？

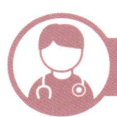

このように医師は考える

●アナフィラキシーショックとは？

　まず、患者さんに何が起こったのか考えてみましょう。造影CTを撮ったあと血圧が下がったようです。何か考えられることはありますか？

　可能性が高いのはアナフィラキシーですね。アナフィラキシーが起こると血管内の水分が外（間質）に漏れてしまい、血管内に水分が少なくなります。その結果、血圧が下がり、ひどい場合はショック＊になってしまいます。アナフィラキシーの結果、ショックになったものを**アナフィラキシーショック**といいます。

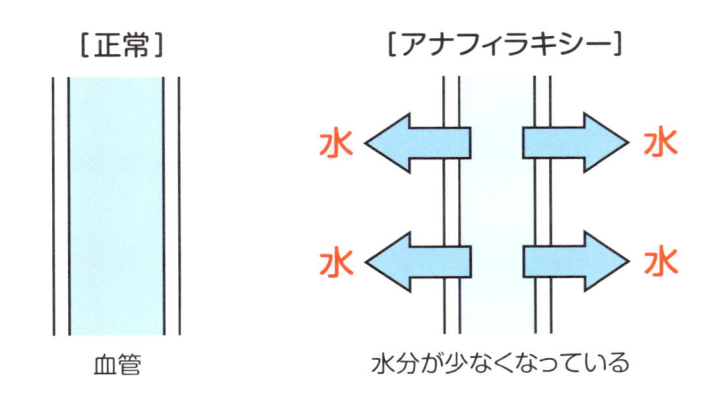

［正常］　　　　　［アナフィラキシー］

血管　　　　　水分が少なくなっている

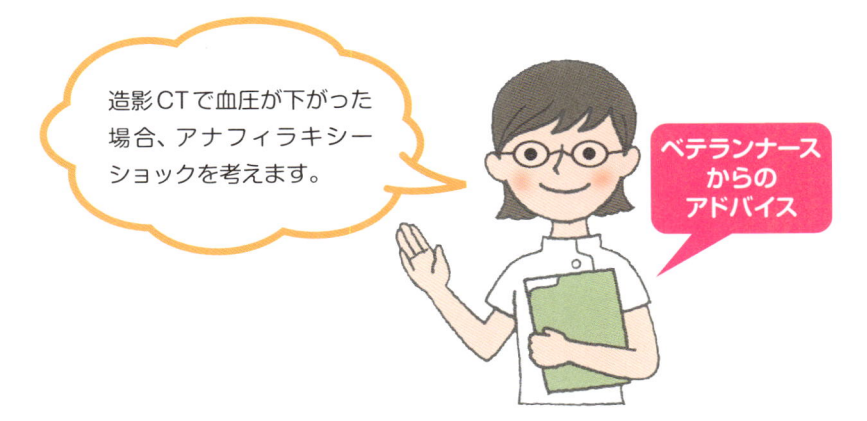

造影CTで血圧が下がった場合、アナフィラキシーショックを考えます。

ベテランナースからのアドバイス

＊**ショック**　多量出血したときなどに、脳などの重要な臓器に十分な量の血液が供給されていない状態のこと。

●アナフィラキシーショックの治療

どのように治療をしたらよいでしょうか？　血管の水分が少なくなっているので、血管に水分を入れてあげればよいです。つまり点滴です。では、何を点滴するかということになります。

「ソルデム3A」は病棟で使われることが多く、ご存知の方も多いかと思いますが、今回は使ってはいけません。なぜかというと、ソルデム3Aは血管から漏れやすいからです。血管に入れても漏れては、意味がありません。ですから、血管から漏れにくい製剤が必要になります。

それが生食です。詳しいことはあとで説明します。いまは**生食は血管から漏れにくい**と覚えてください。

もしかすると

・ショックって何？
・血管から漏れる？
・そもそもソルデム3Aって何？

といろいろ疑問に思うかもしれませんが、あとできちんと説明しますので大丈夫です。いまは、生食は血管から漏れにくい。ということを覚えてください。

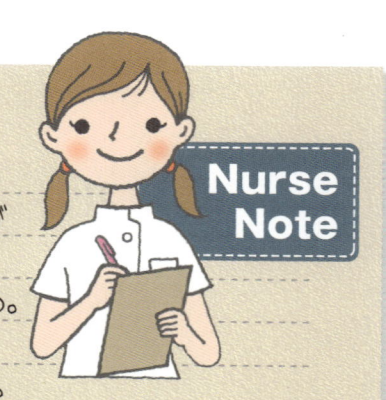

症例1のまとめ

- 造影剤はアナフィラキシーの原因となる可能性がある。
- アナフィラキシーでは血管内の水分が少なくなる。
- 血管から漏れにくい生食で治療。
- ※ソルデム3Aは血管から漏れやすいので適さない。

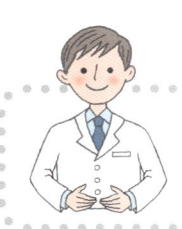

症例2
ハチ刺されで血圧低下

今回の症例も血圧低下です。前回同様、研修医と指導医とのオーダーの違いに注目してご覧ください。

症例

50歳男性、林業。ハチに刺されたあと気分が悪くなり、救急搬送された。血圧80/45mmHg、脈拍数110/分。

研修医　「ハチ刺されによるアナフィラキシーショックだな。」
　　　　「輸液しないと。看護師さん、点滴の準備お願いします。」
看護師　「何を使いますか？」
研修医　「ソルデム3Aで。」
看護師　「(アナフィラキシーショックにソルデム3Aはダメだったような…)
　　　　本当にソルデム3Aでいいんですか？」
研修医　「・・・」
指導医　「ソルデム3Aではなく生食で。」
　　　　「あと、アドレナリン筋注の準備も大至急。」
看護師　「(やっぱり)わかりました。」
　　　　「生食とアドレナリンをすぐに準備します。」

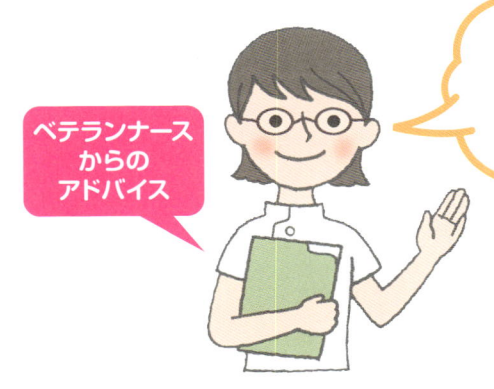

ベテランナースからのアドバイス

ソルデム3Aと同じ性質のものにソリタ-T3、KN3などがあります。

症例のポイント

ハチに刺されたあとで血圧が下がっています。

・なぜ血圧が下がったのでしょうか？
・治療はソルデム3Aと生食のどちらがよいのでしょうか？

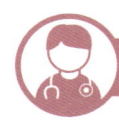

このように医師は考える

ハチに刺されたあとで血圧が下がっているのでアナフィラキシーショックの可能性が高いです。症例1では造影剤が原因でしたが、今回はハチの毒が原因でしょう。アナフィラキシーショックは、いろいろな原因で起こります。以下の物質が有名です。

・造影剤　・抗生物質　・ハチ毒　・ソバ　・小麦粉

原因は違っても病態は同じです。つまり、血管から間質に水分が漏れて血管の水分が少なくなり血圧が下がってしまいます。治療はどうしましょうか？

血管から漏れにくい生食がよいですね。血管から漏れやすいソルデム3Aはダメです。

以上、アナフィラキシーショックについて2つの症例を見てきました。アナフィラキシーショックや生食の特徴がなんとなくわかっていただけたでしょうか？

今後も症例を見ていきますが、症例の合間に輸液をより理解するためのページとして「輸液をより理解する」を収録しました。次の症例を読む前にぜひ読んでいただければと思います。まずは

❶血管から水分が漏れるとは何なのか？
❷なぜ、生食は血管から漏れにくく、ソルデム3Aは漏れやすいのか？
❸そもそもソルデム3Aとは何なのか？

について説明していきます。

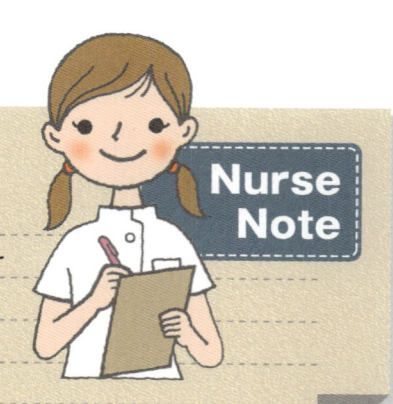

症例2のまとめ

- ハチに刺されあとの血圧低下はアナフィラキシーショックの可能性が高い。
- 治療は生食とアドレナリン筋注。
- ※ソルデム3Aはダメ。

Nurse Note

体内の水の分布と移動

体内の水はどこにある？

●体内の水

　大事な「体内の水」について説明します。人の体の60％は水で、その内訳は細胞に40％、間質に15％、血管に5％です。**間質**（かんしつ）とは、細胞と血管以外の部分のことで、線維やヒアルロン酸などから成ります。

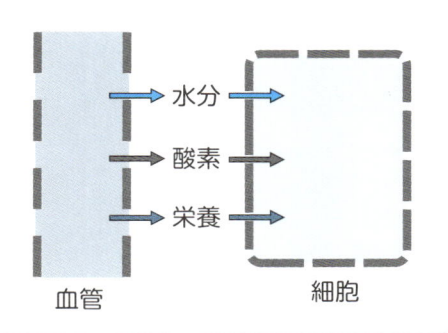

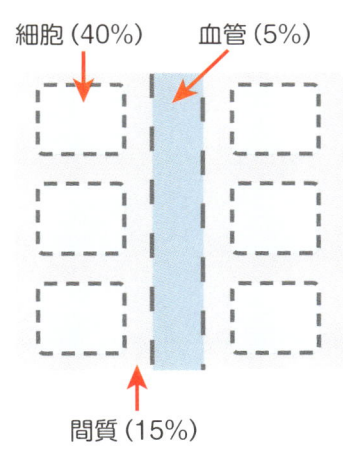

　　細胞（40%）　　血管（5%）

間質（15%）

●血管の膜にも細胞膜にも孔がある

　大事なのはここからです。

　血管と細胞には、それぞれ膜が存在します。しかも、膜には孔（あな）があいています。膜があるのは知っている方も多いかもしれませんが、孔（あな）があいているのは、意外だったかもしれません。

　でもよく考えてみると、血管の膜に孔（あな）がないと細胞に水や酸素や栄養を送ることができません。また、細胞膜に孔（あな）がないと水や酸素や栄養を中に取り込むことができません。血管の膜にも細胞膜にも孔（あな）があるのは理解できると思います。

血管の膜と細胞膜の孔（あな）の違い

　この孔（あな）は、血管の膜と細胞膜とでは少し違いがあります。

　「膜の説明はもういいから、輸液について教えてください」

という声が聞こえてきそうですが、ここを理解すると今後の輸液の説明がかなり理解しやすくなります。もう少し膜について説明させてください。といっても簡単です。

●血管の膜は孔が大きく、細胞膜は孔（あな）が小さい

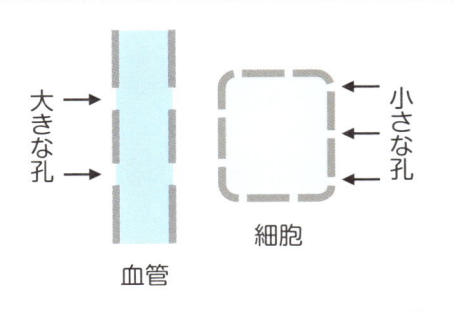

大きな孔　　　　　　　　小さな孔

血管　　　　　細胞

　この孔（あな）の大きさの違いは、輸液を理解する上でとても大事なポイントになります。ぜひ覚えましょう。

食塩水とブドウ糖液

次に食塩水とブドウ糖液について説明します。「突然ブドウ糖液が出てきた」と思うかもしれませんが、これを理解すると今後の説明がさらに理解しやすくなります。ぜひ読んでみましょう。

食塩水

食塩水は食塩（塩化ナトリウム：NaCl）と水が合わさったもので、ナトリウム（Na）と水はくっついています。

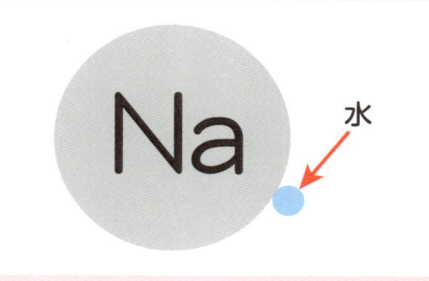

図のようにNaは大きく水は小さいです。具体的にどの位の大きさかというと

血管の膜の孔 ＞ Na ＞ 細胞膜の孔 ＞ 水

となっています。

ブドウ糖液

ブドウ糖液はブドウ糖と水が合わさったものです。

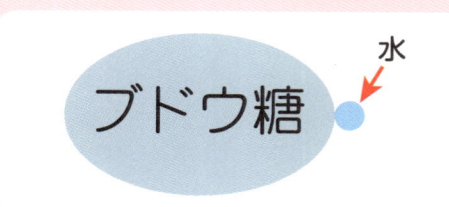

これは知っていると思いますが、ブドウ糖液はここからの説明が大事です。

**ブドウ糖は血管に入るとすぐに
利用され、なくなります。**

その結果、最終的に真水になります。

この「ブドウ糖液は最終的には真水になる」というのは大事なポイントですので覚えておいてください。

すぐに利用され、
なくなる　　　　　真水になる

以上が輸液で必要な基礎知識となります。覚えることが多く、ちょっと大変だったかもしれませんが、これで今後、話をスムーズに進めることができます。いままでの説明をふまえ、「生食」と「ブドウ糖液」を点滴するとどのようになるか考えていきましょう。まずは生食からです。

食塩水を点滴するとどうなる？

●食塩水は血管と間質のみに分布する

食塩水のところで

血管の膜の孔 > Na > 細胞膜の孔 > 水

と説明しました。

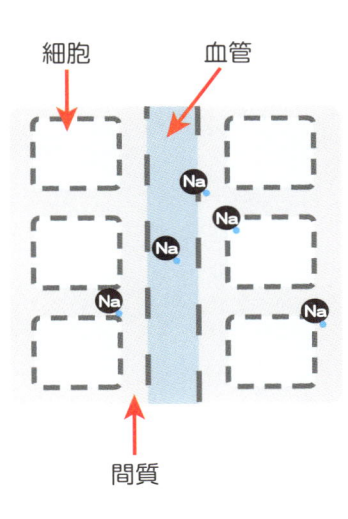

細胞　　血管

間質

Naは血管の膜の孔（あな）より小さいので間質に行きます。しかし、Naは細胞膜の孔（あな）よりは大きいので細胞の中には入ることができません。

その結果、血管と間質のみに分布することになります。水はNaとくっついていますので、Naとまったく同じ動きをします。つまり、血管と間質のみに分布します。

※血管の膜の孔が大きくなり、いつもより多くのNaと水が血管から間質に移動した状態を**血管透過性の亢進**といいます。アナフィラキシーでは血管透過性が亢進します。

●血管と間質に１：３で分布する

血管と間質にどれだけの量が分布するのかを考えてみましょう。例えば、生食500mLを点滴したとします。

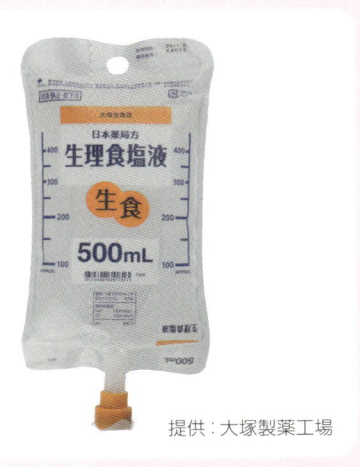

提供：大塚製薬工場

「血管と間質に分布するのだから、血管に250mL、間質に250mL」

となりそうですが、そうはなりません。P69で体の水分の5％が血管、15％が間質にあると説明しました。つまり

血管：間質＝5：15＝1：3

の割合で水分が存在することになります。生食を点滴したときも、この割合で血管と間質とに分布します。つまり、

血管に500mL × 1/4＝125mL
間質に500mL × 3/4＝375mL

分布します。

「血管に点滴するんだから、全部血管に存在する。」と思っていた方は、ぜひこの内容をおさえておきましょう。

ブドウ糖液を血管に入れると どうなる？

●真水

　ブドウ糖液には、ブドウ糖と水が入っています。ブドウ糖はすぐに使われなくなりますので、ブドウ糖液は真水に変わります。

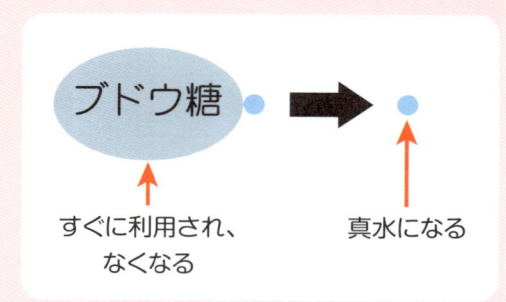

すぐに利用され、　　　　　真水になる
なくなる

　真水を点滴するとどうなるか考えてみましょう。

※実際に真水を点滴してはいけません。この理由は後述します。

●自由水

　水は血管の膜の孔より小さいので間質に行きます。さらに、水は細胞膜の孔（あな）より小さいので細胞の中にも入ります。

　このように水は血管の膜も細胞膜も自由に通過することができます（そのため真水は**自由水**と呼びます）。

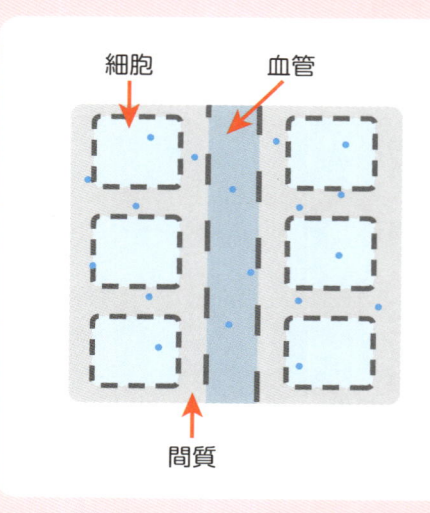

●血管と間質と細胞に１：３：８で分布する

　血管、間質、細胞にどの位の量が分布するか考えてみましょう。例えば、ブドウ糖液500mLを点滴したとします。

「血管と間質と細胞だから、500÷3＝167で167mLがそれぞれに分布する!!」

とならないのはお気づきだと思います。

　人の体の水分は5%が血管、15%が間質、40%が細胞にあるので、

> 血管：間質：細胞＝5：15：40＝1：3：8

の割合で水分が存在することになります。ブドウ糖液を点滴してもこの割合で分布します。つまり

・血管に500mL×1/12＝42mL
・間質に500mL×3/12＝125mL
・細胞に500mL×8/12＝333mL

分布します。ここからわかるように、ブドウ糖液は500mL点滴しても42mLしか血管に分布しません。生食と比べてみましょう。

> 500mL点滴した場合血管に分布する量
> 生食・・・125mL
> ブドウ糖液・・・42mL

　約3倍も違うことがわかりますね。具体的な数値を覚える必要はありませんが、生食は血管に分布する量が多く、ブドウ糖液は血管に分布する量が少ないことは覚えておきましょう。

※このように血管に分布する量が少ないことを症例1、症例2では「血管から漏れやすい」と表現しました。

ソルデム３Ａとソルデム１

ソルデム３Ａとは？

●生食と５％ブドウ糖液が１：３

いままで血管の膜、細胞膜、生食、ブドウ糖液について学びました。これでソルデム３Ａの説明をすることができます。

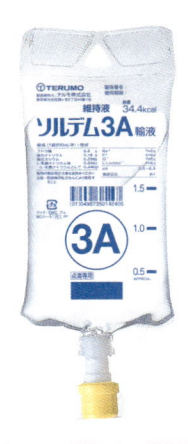

提供：テルモ

※ソリタ-T3、KN3号などが同じ性質の商品です。

ソルデム３Ａとは簡単にいうと、生食と５％ブドウ糖液とを１：３で混ぜたものです。つまり、

> ソルデム３Ａ500mL
> ＝生食125mL＋5％ブドウ糖液375mL

となります。

細かい話をすると、ただ生食とブドウ糖を混ぜたものではないのですが、本質的には上記のように考えていただいて大丈夫です。

ソルデム３Ａを血管に入れるとどうなる？

●生食と５％ブドウ糖液に分けて考える

ソルデム３Ａが生食と５％ブドウ糖液を混ぜたものであるのはわかりました。では、ソルデム３Ａを500mLを点滴すると、どの位の量が血管に分布するか考えてみましょう。これは、

> **「生食125mLと５％ブドウ糖液**
> **375mLを点滴するとどうなるか」**

と言い換えることができます。生食は1/4が血管に、ブドウ糖液は1/12が血管に分布しますので、それぞれ計算し合計すると

> 生食：125mL×1/4＝31mL
> 5％ブドウ糖液：375mL×1/12＝31mL
> 合計：31mL＋31mL＝62mL

※ブドウ糖液は最終的には真水になるので、何％であっても血管に分布する量は同じです。

となります。したがって、ソルデム３Ａを500mLを点滴すると62mLが血管に分布することになります。

●生食とブドウ糖液と比べてみる

この62mLという量は多いでしょうか？　少ないでしょうか？　いままで出てきた生食とブドウ糖液と比べてみましょう。

> 500mL点滴したとき血管に分布する量
> ・生食：125mL
> ・ソルデム３Ａ：62mL
> ・ブドウ糖液：42mL

血管に分布する量は「生食 ＞ ソルデム３Ａ ＞ ブドウ糖液」であることがわかります。

ソルデム1とは？

　「ソルデム1」という点滴もあったよなと思っている方はいませんか？　ソルデム3Aとソルデム1は何が違うのでしょうか。次はソルデム1について説明していきます。

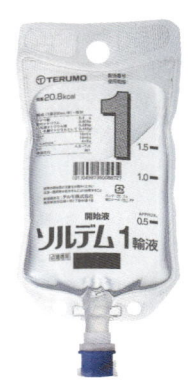

提供：テルモ

※ソリタ-T1、KN1などが同じ性質の商品です。

●生食と5%ブドウ糖液が1：1

　ソルデム3Aの組成を覚えていますか？　生食と5%ブドウ糖液とを1：3で混ぜたものでした。ソルデム1は生食と5%ブドウ糖液とを1：1で混ぜたものです。つまり

> ソルデム1（500mL）
> ＝生食250mL＋5%ブドウ糖液250mL

となります。正確にはただ生食と5%ブドウ糖液とを混ぜたものではないのですが、本質的には上記のように考えていただいて大丈夫です。

※正確には1：1ではありませんが、本書では理解しやすいように1：1で説明しています。

ソルデム1を血管に入れると
どうなる？

●生食と5%ブドウ糖液に分けて考える

　ソルデム1を500mL点滴するとどのくらいの量が血管に分布するか考えてみましょう。これは

「生食250mLと5%ブドウ糖液 250mLを点滴するとどうなるか？」

と言い換えることができます。生食は1/4が血管に、5%ブドウ糖液は1/12が血管に分布するので、それぞれ計算し合計すると

> 生食：250mL×1/4＝62mL
> 5%ブドウ糖液：250mL×1/12＝21mL
> 合計：62mL＋21mL＝83mL

となり、ソルデム1を500mLを点滴すると83mL血管に分布することになります。生食、ソルデム3A、ブドウ糖液と比べてみましょう。

> 500mL点滴したとき血管に分布する量
> ・生食：125mL
> ・ソルデム1：83mL
> ・ソルデム3A：62mL
> ・ブドウ糖液：42mL

血管に分布する量は

> 生食 ＞ ソルデム1 ＞ ソルデム3A
> ＞ ブドウ糖液

であることがわかります。

　以上を参考に、症例1、症例2について再度、考えてみましょう。どちらもアナフィラキシーの状態です。**アナフィラキシー**とは、血管から間質に水分が漏れ、血管内の水分が少なくなってしまう病態でした。そのため治療として血管に水分を入れてあげる必要があります。では、血管に水を入れるのに、生食、ソルデム1、ソルデム3A、5%ブドウ糖液のどれがよいでしょうか？

　血管に分布する量が多い製剤がよいというわけで生食となります。指導医の先生がソルデム3Aを生食に変更した意味がわかっていただけたかと思います。
　輸液製剤によって血管に分布する量が違うということを覚えておきましょう。

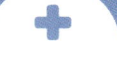

熱中症で血圧低下

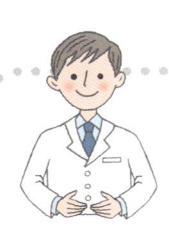

点滴したときに血管に分布する量が
生食 > ソルデム1 > ソルデム3A > ブドウ糖液
であるのを頭に入れて、以下の症例を見ていきましょう。

症例

　30歳男性、工事作業員。夏の暑い中、あまり水分をとらず働いていたところ、気分が悪くなり、軽度意識も悪くなってきたため救急搬送された。血圧90/45mmHg、脈拍数110/分。尿はほぼ出ていないとのこと。

研修医　「暑い中働いていたのか。とすると熱中症だな。」
　　　　「じゃ、輸液が必要だ。5%ブドウ糖液を点滴しよう。」

症例のポイント

　この患者さんは暑い中にいたので脱水がありそうです。尿が出ていないのが気になりますね。

・この患者さんはどこの水分が減っているでしょうか？
・この研修医のオーダーは適切でしょうか？

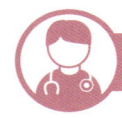

このように医師は考える

　この患者さんは暑い中水分をとらなかったので脱水はありそうです。

「脱水があるなら点滴すればいいでしょ。」

と思うかもしれませんが、もう少し深く考えてみましょう。

脱水は大きく2つに分かれます。

・血管内の水分が少ない（血管内脱水）
・細胞内の水分が少ない（細胞内脱水）

このどちらであるかを考えることが大切です。

※間質はそれほど重要でないので、気にしなくてよいです。

この患者さんはどちらの脱水でしょうか？

結論からいうと血管内脱水です。なぜなら尿が出ていないからです。

「尿が出ていないと血管内の水分が少ない？」

と疑問に思うかもしれません。ここは大事なので詳しく説明します。

尿は血液が腎臓に行き、水分がろ過されることでつくられます。

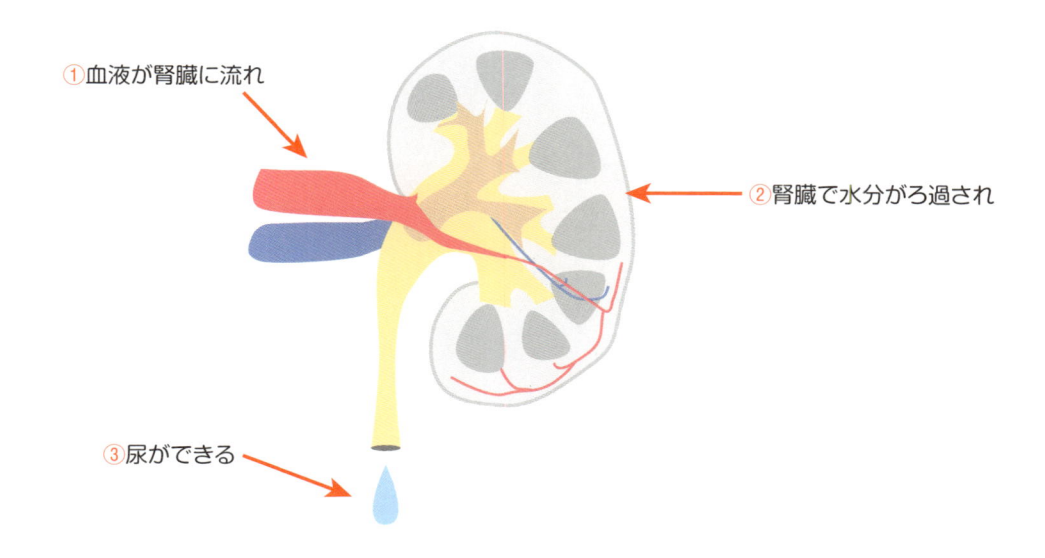

①血液が腎臓に流れ

②腎臓で水分がろ過され

③尿ができる

尿が少ないということは、ろ過される水分量が少ないことを意味しています。つまり、血管内の水分量が少ないんです。治療はどうすればいいでしょうか？

血管内の水分量を増やしてあげればよいですね。血管内の水分を増やしてあげたいときは、何の製剤を使うのがいいか覚えていますか？　そう生食です。

よって、この患者さんには、5％ブドウ糖液ではなく生食を投与するのが適切です。

症例1～症例3まで生食が使われる場面を見てきました。ここまで読むと、

**「生食以外の製剤（ソルアセトF、ソルデム1、ソルデム3A、5％ブドウ糖液）って
あまり必要ないのですか？　何か、生食が一番優れている気がします。」**

と思うかもしれません。

　しかし、ソルアセトF、ソルデム1、ソルデム3A、5％ブドウ糖液が使われる場面はもちろんあります。各製剤が使われる代表的な症例を見ていくことにしましょう。

　その前に、各製剤の特徴をもう少し詳しく説明した方が今後の話がスムーズに進みますので、生食から再度説明していきます。

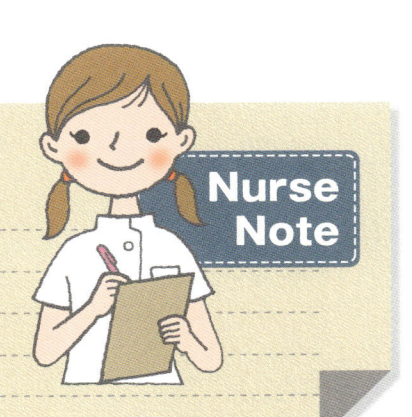

症例3のまとめ

- 脱水には血管内脱水と細胞内脱水がある。
- 尿が出ていないと血管内脱水の可能性が高い。
- 治療は血管内に水分を入れてあげること
  ⇒ 生食が適している。

Nurse Note

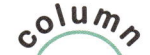
column

熱中症で輸液が必要な理由

　熱中症の治療は冷却と輸液です。当たり前のように輸液を行いますが、なぜ必要なのでしょうか？　もちろん、体の中に水分が足りないのが理由のひとつです。また、熱中症では筋肉が壊れ、CK（クレアチン・キナーゼ）という物質が血液中に出ます。血液中でCKの濃度が高いと腎臓を障害するといわれています。輸液を行うと、CKが尿中に排出されるので血液中のCK濃度が下がり、腎障害を防ぐことができます。

細胞外液

生食とソルアセトF

●生食とは

生食とは0.9%の濃度の食塩水のことです。人の血液の成分の多くがナトリウム（Na）です。その濃度が0.9%なので、0.9%の食塩水のことを**生理食塩水**といいます。略して生食です。500mL点滴すると、血管に125mL、間質に375mL分布します。

生食は、血液と成分がまったく同じというわけではありません。血液にはカリウム（K）や血液のpHを一定に保つ緩衝剤が含まれています。

「じゃ、それらを加えた方がいいんじゃないか？」

との考えが出てきます。そこでつくられたのがソルアセトFです。

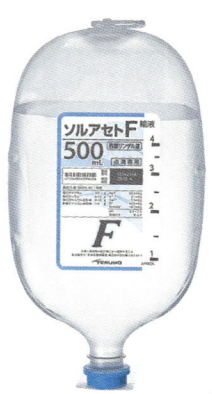

提供：テルモ

つまり、

ソルアセトF＝生食＋K＋緩衝剤

です（Kを加えたぶん、Naをやや少なめにしています）。

●細胞外液

生食とソルアセトFはこのKと緩衝剤の有無の違いです。しかし、多くの場合、この違いはそれほどは問題になりません。基本的に使用される状況は同じと考えていただいて大丈夫です。

500mL点滴すると生食同様、血管に125mL、間質に375mL分布します。

なお、血管と間質はまとめて**細胞外**といいます。ですので、細胞外にのみ分布する生食やソルアセトFは**細胞外液**と呼ばれています。

ソルアセトFと同様の製剤として、ラクテック、ヴィーンF、ビカーボンなどがあります。これらはすべて細胞外液になります。基本的にどれを使っても同じです。

［細胞外液］

・生食
・ソルアセトF（テルモ）
・ラクテック（大塚製薬工場）
・ヴィーンF（興和）
・ビカーボン（エイワイP）

最後に適応を示しますが、適応は覚えるものではなく考えるものです。自分で考え、納得された上での確認用と理解しましょう。

●細胞外液の適応

・ショック　　・血管内脱水
・手術　　　　・低Na血症

※無尿のときや高K血症のときは生食のみ適応となります（詳しくはあとで説明します）。

輸液を
より理解する
⑤

1号液

生食と5％ブドウ糖液とを
混ぜたもの

●ソルデム1

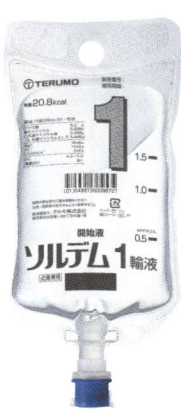

提供：テルモ

ソルデム1と同様の製剤にソリタ-T1、KN1などがあります。すべてに数字の1が付いていますね。これらはまとめて**1号液**と呼ばれています。基本的にどれを使っても同じです。

[1号液]
・ソルデム1（テルモ）
・ソリタ-T1（エイワイファーマ）
・KN1（大塚製薬工場）

●1号液の適応
・小児
・病態が不明な場合のライン確保

ソルデム1は、生食と5％ブドウ糖液を1：1で混ぜたものです。正確にいうと、緩衝剤も含まれています。

つまり、

ソルデム1＝生食
＋5％ブドウ糖液＋緩衝剤

となります。Kは含まれていません。

500mL点滴すると血管に83mL、間質に250mL、細胞に167mL分布します。

3号液

生食と5%ブドウ糖液とを混ぜたもの（5%ブドウ糖液が多め）

●ソルデム3A

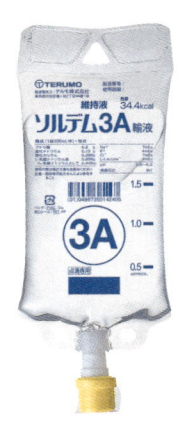

提供：テルモ

[3号液]

・ソルデム3A（TERUMO）
・ソリタ-T3（エイワイファーマ）
・KN35（大塚製薬工場）

●3号液の適応

・（1日分の）Na、水分の補充

ソルデム3Aは、生食と5%ブドウ糖液を1：3で混ぜたものです。正確にいうと、カリウム（K）と緩衝剤も含まれています。つまり、

ソルデム3A＝生食（少なめ）
＋5%ブドウ糖液（多め）＋K＋緩衝剤

となります。

500mL点滴すると血管に62mL、間質に186mL、細胞に252mL分布します。

ソルデム3Aと同様の製剤にソリタ-T3、KN35などがあります。すべて数字の3がついていますね。これらはまとめて**3号液**と呼ばれています。基本的にどれを使っても同じです。

輸液を
より理解する
①

5%ブドウ糖液

ブドウ糖液は5%が基本

●生食と同じ浸透圧

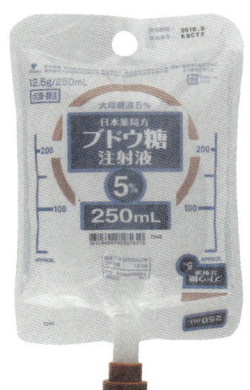

提供：大塚製薬工場

5%ブドウ糖液はその名のとおり、5%のブドウ糖液のことです。

「生食は0.9%なのになぜブドウ糖液は5%なんですか？」

と思われるかもしれません。

それは0.9%の食塩水と5%のブドウ糖液が同じ浸透圧がだからです。0.9%と5%でなぜ浸透圧が同じになるかは気にしなくていいです。ブドウ糖液を点滴するときは5%が基本と覚えておきましょう。

500mL点滴すると、血管に42mL、間質に125mL、細胞に333mL分布します。

●5%ブドウ糖液の適応

・細胞内脱水
・高Na血症
・うっ血性心不全のライン確保

※病院によって採用している商品が異なりますので、同じ性質の商品に置き換えてご覧ください。

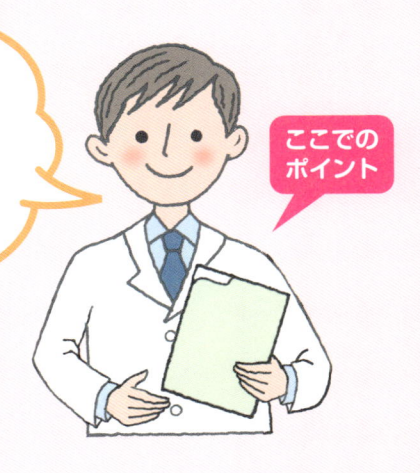

以上で、各輸液製剤についての基礎的な説明は終わりです。これまでの知識をもとに、ソルアセトF、ソルデム1、ソルデム3A、5%ブドウ糖液が使われる症例について見ていきましょう。

ここでの
ポイント

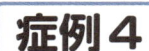

症例4
手術の際の輸液は？

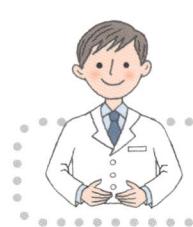

手術が予定されている患者さんです。術前指示に注目してご覧ください。

📋 症例

70歳女性。変形性膝関節症に対し、全身麻酔で人工膝関節置換術が予定されている。
術前指示のソルアセトFでライン確保をし、手術室へ移動となった。

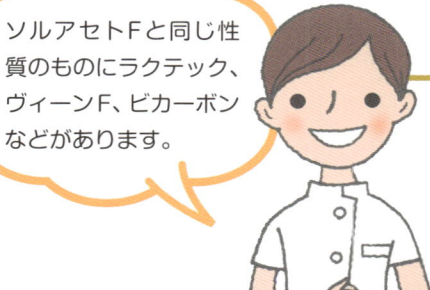

ソルアセトFと同じ性質のものにラクテック、ヴィーンF、ビカーボンなどがあります。

👆 症例のポイント

手術室へ向かう患者さんです。

- なぜライン確保にソルアセトFを使うのでしょうか？
- そもそも、なぜライン確保をするのでしょうか？

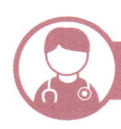 ## このように医師は考える

手術の際に輸液を行う理由はいくつかありますが、大事なのは薬剤投与と血液量の維持です。

●薬剤投与

手術の際は麻酔や鎮痛薬を投与します。これらは静注しますのでライン確保が必要です。

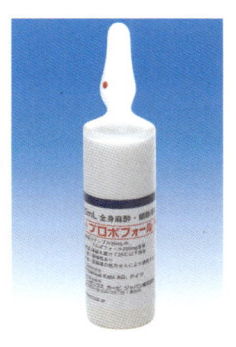 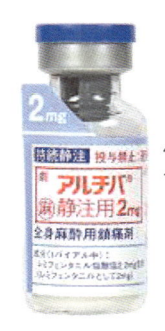

代表的な麻酔薬である
プロポフォール

代表的な鎮痛薬
であるアルチバ

●血液量の維持

手術は出血しますので血液の量が少なくなります。それを輸液で補う必要があります。当然、輸液製剤は血管に分布する量が多いものでなければいけません。

500mL点滴したとき血管に分布する量
・生食：125mL
・ソルデム1：83mL
・ソルデム3A：62mL
・5%ブドウ糖液：42mL

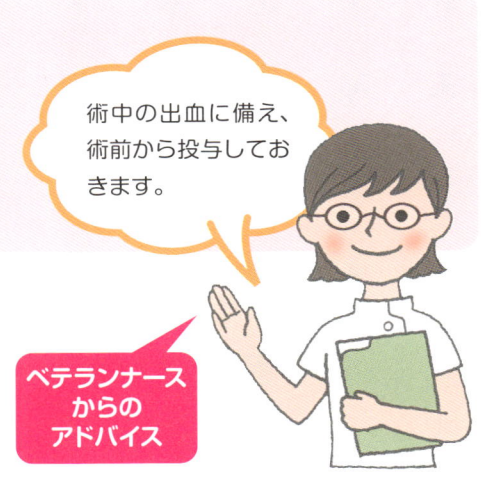

術中の出血に備え、術前から投与しておきます。

ベテランナースからのアドバイス

よって生食となります。ただ、pHが血液に近い方がよいので、生食と同じ125mLが血管に分布するソルアセトFを使うことが多いです。ほかにもいくつか理由はあるのですが、上記を理解しておけばよいと思います。

症例4のまとめ

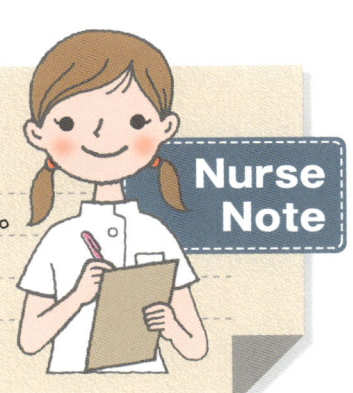

Nurse Note

・手術のときは麻酔や鎮痛薬投与のためのライン確保が必要。
・出血したときのため血管に残る輸液製剤を選ぶ
　⇒生食やソルアセトF。

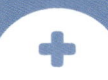

症例5

小児の輸液（その1）

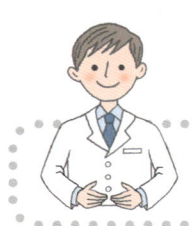
今回は小児の輸液です。症例3と似ていますが、大人と一緒ではありません。

症例

1歳の男児。2、3日前から下痢と嘔吐（おうと）が出現した。水分はあまりとれていない。
ややぐったりしている。尿量はいつもより少ないという。

小児科医　「点滴での治療が必要ですね。」
　　　　　「看護師さん、ソルデム1を準備してください。」

ソルデム1と同じ性質のものにソリタ-T1、KN1などがあります。

症例のポイント

今回は小児の患者です。下痢と嘔吐があるので脱水はありそうです。

・血管と細胞のどちらの脱水でしょうか？
・輸液はなぜソルデム1なのでしょうか？

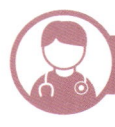
このように医師は考える

この患者さんは、下痢と嘔吐があるので脱水はありそうです。そして、尿量が少ないので、血管内脱水であることがわかります（症例3で勉強しました）。したがって、血管に分布する量が多い輸液製剤の点滴を行う必要があります。つまり、生食の点滴です。

　今回はもう少し踏み込んで考える必要があります。小児は体が小さく、血液の量も大人と比べるとかなり少ないです。そこに生食を入れると血管内の水分が増えすぎてしまう危険性がでてきます。

　血管内の水分量は少なくてもダメですが、多過ぎてもダメなんです。それを避けるために、生食より若干血管に分布する量が少ないソルデム1を使うことが多いです。

500mL点滴したとき血管に分布する量
・生食：125mL
・ソルデム1：83mL

「小児ではソルデム1を使うことが多いなぁ。」と思っていた方、こういう理由だったんです。

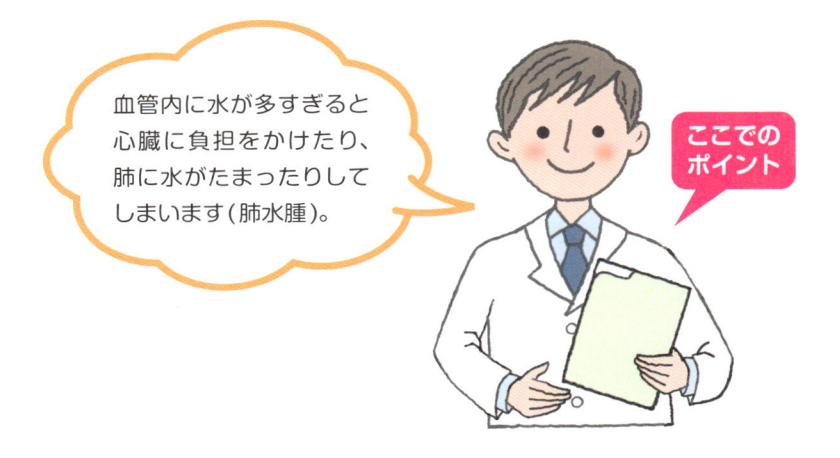

血管内に水が多すぎると
心臓に負担をかけたり、
肺に水がたまったりして
しまいます（肺水腫）。

ここでの
ポイント

症例5のまとめ

- 下痢、嘔吐があり脱水はありそう。
- 尿量が少ないので血管内脱水の可能性が高い。
- 血管内に水分を入れてあげるのが治療。
- 大人では生食がよいが、小児では血管内の水分が増えすぎてしまう可能性がある。
  ⇒ソルデム1がちょうどよい。

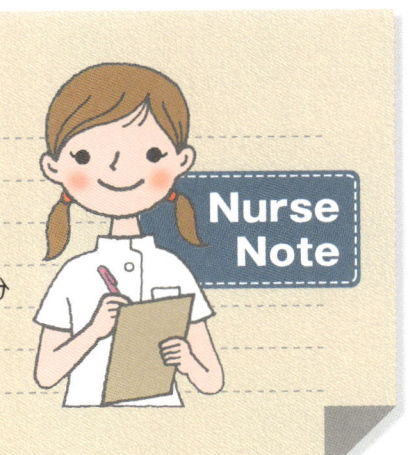

Nurse
Note

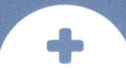

症例6

小児の輸液（その2）

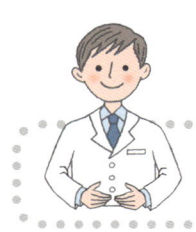

今回も小児の輸液です。症例5を参考にしましょう。

 症例

5歳の男児。2、3日前から下痢と嘔吐が出現した。
水分はあまりとれていない。
ややぐったりしている。尿量はいつもより少ないという。
血圧90/55mmHg、脈拍数115/分。

小児科医　「点滴での治療が必要ですね。」
　　　　　「看護師さん、ソルデム1を準備してください。」

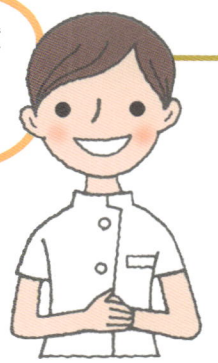

ソルデム1と同じ性質
のものにソリタ-T1、
KN1などがあります。

 症例のポイント

　下痢と嘔吐があり脱水がありそうです。今回は5歳なので、きちんと血圧、脈拍数を測ることができました。

・血管と細胞のどちらの脱水でしょうか？
・血圧、脈拍数は輸液内容に影響するのでしょうか？
・輸液はなぜソルデム1なのでしょうか？

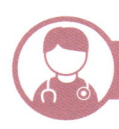

このように医師は考える

　病態は症例5とほぼ同じですね。つまり、下痢と嘔吐による脱水がありそうです。尿量が少なめなので、血管内脱水が考えられます（ここまでは前回と同じです）。今回は5歳なので血圧、脈拍数を測ることができました。その結果、

　血圧が低く、脈拍数が多いので血管内脱水である可能性がより高い

ことがわかります。したがって、血管内に分布する量の多い製剤を点滴するのが治療です。大人なら生食を使いますが、子供で生食を使うと血管の水分が増えすぎてしまう危険性があります。だから、血管内に分布する量が生食より若干少ないソルデム1を使うのでした。

といわれても、なぜ血圧が低く、脈拍数が多いと血管内脱水の可能性が高くなるか気になりますよね。次ページで詳しく解説していきますのでご覧ください。

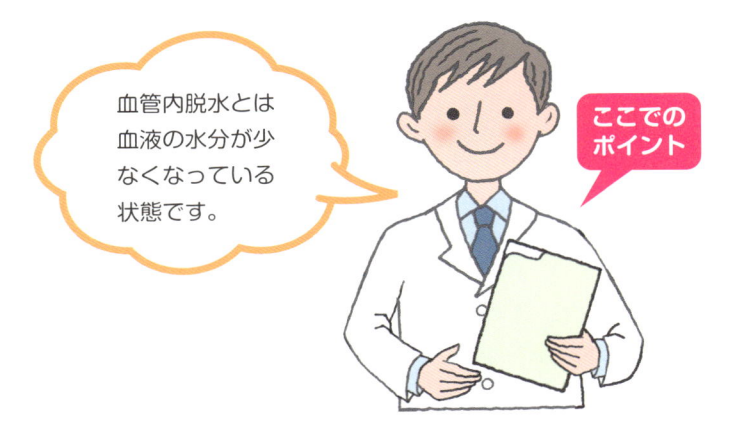

血管内脱水とは血液の水分が少なくなっている状態です。

ここでのポイント

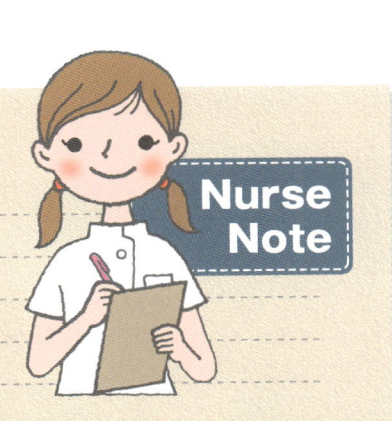

症例6のまとめ

- 下痢、嘔吐があり脱水がありそう。
- 尿量が少なめなので血管内脱水が考えられる。
- 血圧が低く、脈拍数が多いのでより血管内脱水の可能性が高くなる。
- 血管内に分布する量の多い製剤を点滴する必要がある。
- 大人では生食がよいが、小児では血管内の水分が増えすぎてしまう可能性がある。
  ⇒ソルデム1がちょうどよい。

Nurse Note

血圧が低いと血管の水分が少ない？

血圧の公式

「血圧が低いと血管内脱水の可能性が高くなる」理由について解説していきます。

血圧は血液量と心収縮力と末梢血管抵抗で決まり、

> 血圧＝
> 血液量×心収縮力×末梢血管抵抗

という式が成り立ちます。

血液量か心収縮力か末梢血管抵抗が上がれば血圧は高くなり、血液量か心収縮力か末梢血管抵抗が下がれば血圧は低くなります。

※**末梢血管抵抗**は、末梢の血管の太さのことです。血管が太いと抵抗は小さく、血管が細いと抵抗は大きくなります。
これはストローと同じです。細いストローは一生懸命吸わないとなかなか吸えないですよね。つまり抵抗が大きいです。
一方、太いストローは簡単に吸うことができます。つまり抵抗が小さいです。
※血管は一定の太さではなく、状況に応じて太くなったり、細くなったりしています。

以上をふまえた上で再度、症例6を見てみましょう。嘔吐、下痢のある患者で血圧が下がっています。

ということは、血液量か心収縮力か末梢血管抵抗が下がっているといえます。どれが下がっているのでしょうか？　ちょっと考えてみましょう。

●心収縮力は低下するのか？

通常は心筋梗塞などの大きな病気が原因で心収縮力は低下します。

脱水や下痢になったからといって、心収縮力が低下する理由は見当たりません。

●末梢血管抵抗は下がるのか？

末梢血管抵抗とは血管の太さのことで、

> ・血管が太い ⇒ 末梢血管抵抗が小さい
> 　　　　　　　（下がる）
> ・血管が細い ⇒ 末梢血管抵抗が大きい
> 　　　　　　　（上がる）

でした。

では、脱水や下痢になると末梢血管抵抗が下がる、つまり血管が太くなることってあるのでしょうか？　ちょっと考えにくいですよね。となると、末梢血管抵抗が下がったのではなさそうです。

以上から、心収縮力も末梢血管抵抗も低下していないことがわかります。

よって、症例6の血圧低下の原因は、血液量の低下となります。血液は血球と水分から成りますが、血球が下がる理由は特にないので水分が少ないとわかります。つまり、

血圧が低いと血管内脱水の可能性が高くなる

となります。

血圧が低いと絶対に血管内脱水？

ふだんから血圧が低い人もいる

血圧が低いと血管内脱水の可能性があるのはわかりました。でも、もともと血圧が低めの方っていますよね。

特に女性だと普段の収縮期血圧が90mmHg以下の方もいます。その場合も血管内脱水があり、輸液が必要なのでしょうか？

もともと血圧が低い方は血管内脱水はありませんし、輸液の必要もありません。では、どうやって血管内脱水で血圧が下がっているのか、それともももと血圧が低いのかを見分ければよいのでしょうか？

脈拍数に注目する

結論からいうと、脈拍数を見ましょう。脈拍数が多ければ血管内脱水であり、脈拍数が正常ならもともと血圧が低めである可能性が高くなります。

※脈拍数の正常値：50〜100/分

血液の水分が少ないと、普通の心拍数では臓器に行く血液量が不足しますので、心拍数を多くして補っているのです。

特に

$$脈拍数（/分） > 収縮期血圧（mmHg）$$

となっている場合は血管内脱水の可能性が高いです。

以上を頭に入れ、症例1、症例2、症例3、症例6をもう一度見てみてください。「脈拍数＞血圧」となっているはずです。

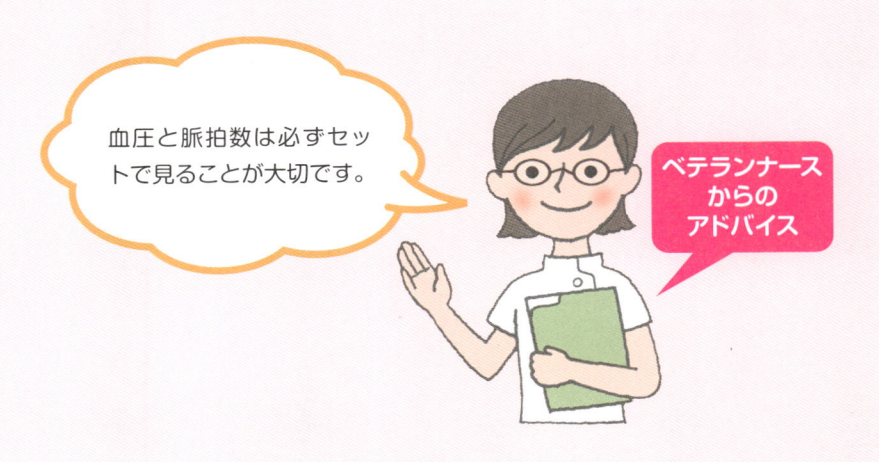

血圧と脈拍数は必ずセットで見ることが大切です。

ベテランナース
からの
アドバイス

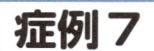

症例 7

細胞内にも水分を（その1）

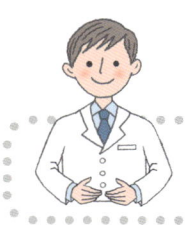

今回は少し落ち着いてきた患者さんの輸液です。

症例

　70歳女性。嘔吐、下痢があり食事、水分がとれないため、入院し点滴治療を受けることになった。血圧95/50mmHg、脈拍数105/分。尿量は少なめ。まずは生食で治療が開始された。翌日には尿量も増え、血圧120/70mmHg、脈拍数80/分となった。

内科医　「安定してきたので、あとはソルデム3Aで様子を見ましょう。」

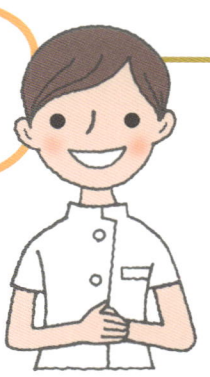

ソルデム3Aと同じ性質のものにソリタ-T3、KN3などがあります。

症例のポイント

　この患者さんは嘔吐、下痢で食事がとれず、生食で治療を開始しました。その後、バイタルが安定し、尿量が増えてきたところでソルデム3Aに変更になりました。

・なぜ初めは生食を使ったのでしょうか？
・なぜ生食をソルデム3Aに変更したのでしょうか？

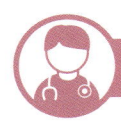

このように医師は考える

　最初に生食を使う理由はもう大丈夫だと思いますが、復習も兼ねて再度説明していきます。この患者さんは嘔吐、下痢があるので脱水の可能性があります。

　しかも、尿量が少なめで、血圧が低く、脈拍数が多いので血管内脱水の可能性が高いです。

　血管に水分を入れてあげるのが治療であり、それに適した製剤が生食です。

　ここからが本題です。

　なぜ生食をソルデム3Aに変えるのか考えていきます。

　生食を投与すると体のどこに分布するか覚えていますか？　血管と間質に1：3の割合でしたね。

　細胞には分布しません。このまま生食を投与し続けたらどうなるでしょうか？

　細胞に水が行かず、細胞内脱水になってしまいそうですね。

　そうならないよう、細胞にも水を行きわたらせる必要があります。それに適した製剤がソルデム3Aです。

> **ソルデム3A　500mLを点滴した場合の分布量**
> ・血管：62mL
> ・間質：186mL
> ・細胞：252mL

「細胞に水を行きわたらせたいのなら、5％ブドウ糖液でもよくないですか？」

　と思う方もいるかもしれません。確かに、5％ブドウ糖液は血管にも間質にも細胞にも分布するので一見するとよさそうです。

> **5％ブドウ糖液500mLを点滴した場合の分布量**
> ・血管：43mL
> ・間質：125mL
> ・細胞：333mL

　でもダメなんです。5％ブドウ糖液にはNaが入っていません。これを投与し続けると血中のNaがどんどん薄くなってしまいます。

　つまり、低Na血症になってしまいます。低Na血症は重度になると致死的ですので避けなければいけません。

　細胞にも水が行き、かつ低Na血症にならないのがソルデム3A（3号液）なんです。

　このように、分布とNa濃度の両方を考え必要があったのでした。

中には

「じゃソルデム1はどうですか？　血管にも間質にも細胞にも分布しますよね。
Naも入っているし大丈夫そうです。」
と思われる方もいるかもしれませんが、こちらもダメです。
　ソルデム1は比較的Naの量が多いので血管と間質に分布する量が多く、細胞内に分布する量が少ないのです。

> ソルデム1を500mLを点滴した場合の分布量
> ・血管：83mL
> ・間質：250mL
> ・細胞：167mL ⇐ 少ない

その結果、細胞内脱水になってしまいます。
低Na血症にも細胞内脱水にもならない製剤がソルデム3Aとなります。

なかなか奥が深いですね。でも、慣れればすぐにわかるようになります。
というわけで、もう1症例について、考えてみましょう。

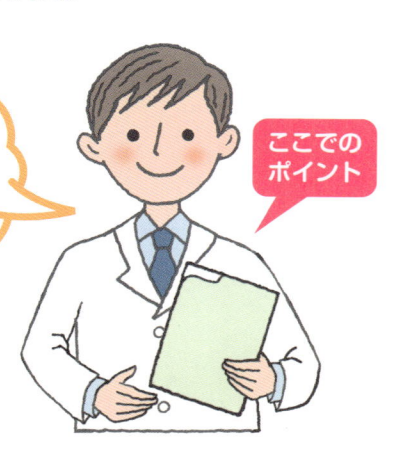

症例7のまとめ

- 落ち着いてきた方は、血管だけでなく細胞にも水分を入れてあげる必要がある。
- 低Na血症にも注意する。
  ⇒ソルデム3Aがバランスよく水が行きわたり、Naも補充できる。

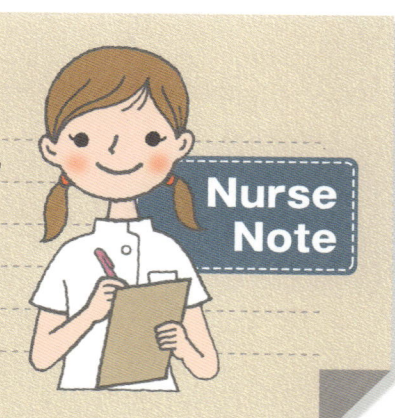

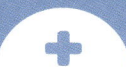

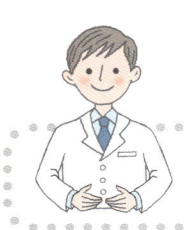

症例8

細胞内にも水分を（その2）

今回も少し落ち着いてきた方の輸液です。

症例

75歳男性。肺炎で入院中。肺炎は回復傾向だがまだ倦怠感があり、食事は少ししか食べられないため、ソルデム3Aを点滴中。血圧110/70mmHg、脈拍数85/分。

内科医 「もう少し、ソルデム3Aの点滴で様子を見ましょう。」

ソルデム3Aと同じ性質のものにソリタ-T3、KN3などがあります。

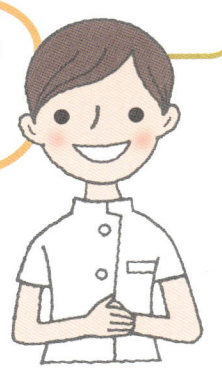

症例のポイント

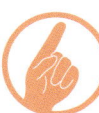

今回の患者さんは肺炎で食事があまり食べられない方です。肺炎自体は落ち着いてきたようですね。

入院当初の輸液はわかりませんが、現在はソルデム3Aを点滴中です。

・現在はなぜソルデム3Aを点滴しているのでしょうか？

このように医師は考える

市中病院ではこのように、感染症で入院し点滴を受けている方が多いのではないでしょうか？　ソルデム3Aを点滴していることが多いかと思います。

おそらくいままではソルデム3Aを点滴していても、特になんとも思わなかったかもしれません。でも、いまは「なるほど、ソルデム3Aね」って思いませんか。思われた方は、輸液がわかってきた証拠です。

症例7とほぼ同じなので大丈夫かとは思いますが、復習も兼ねて再度説明していきます。患者さんは肺炎は回復傾向ですが、まだ食事量が少なめなので、点滴で水分を入れてあげることが必要です。点滴のポイントは以下の2つです。

・血管、間質、細胞にバランスよく水分が分布する
・低Na血症にならないようにする

これに適しているのがソルデム3Aでしたね。ここまでは前回と同じです。

今回は、Naについてもう少し考えてみましょう。ソルデム3Aは500mL中にNaがどのくらい入っているか知っていますか？　ちょっと表示を見てみましょう。

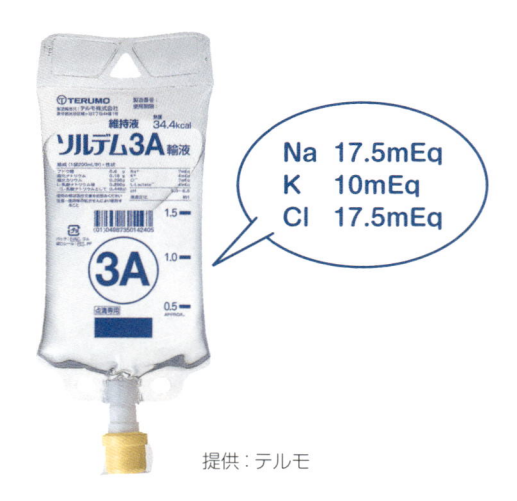

提供：テルモ

Na17.5mEqとなっていますね。これは食塩17.5gという意味ではありません。勘違いしないようにしてください。mEq（メック）について詳しく説明すると長くなるだけであまりメリットがありませんのでここではしません。細かい理屈はいいので、

・mEqは量
・mEq/Lは濃度
・Na17mEq＝食塩1g
・Na17mEq/L＝食塩1g/L

というのを知っていれば大丈夫です。

　ソルデム3A 500mLは、Na17.5mEqなのでおおよそ食塩1gが入っていることになります。これを4本点滴すると、食塩はどの位投与することになるでしょうか？

　約4gですね。そして水分は2,000mLです。
　つまり、1日に必要な食塩、水分の量になります。（食塩の量は平均摂取量と比較すると少ないかもしれませんが、4gあれば大丈夫でしょう）ですので、（比較的落ち着いている方で）食事の摂れない方には1日にソルデム3Aを4本程投与することが多いです。

　実は同じことを以下の内容で実現できます。

生食500mL（Na75mEq）＋5％ブドウ糖液1,500mL（Na0mEq）

　Naは合計75mEq（食塩4g）、水分量は2,000mLとなり先ほどと同じです。
　ただし、こちらは混ぜる手間がかかります。ソルデム3Aはそのまま投与するだけでよいので手間がかかりません。ソルデム3Aって便利ですね。

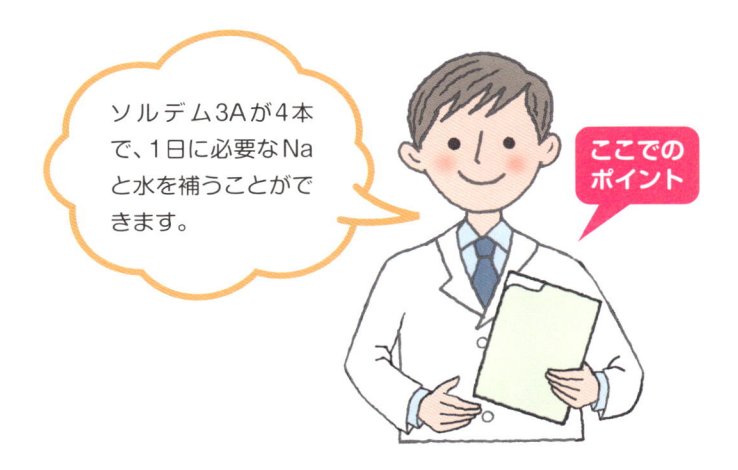

ソルデム3Aが4本で、1日に必要なNaと水を補うことができます。

ここでのポイント

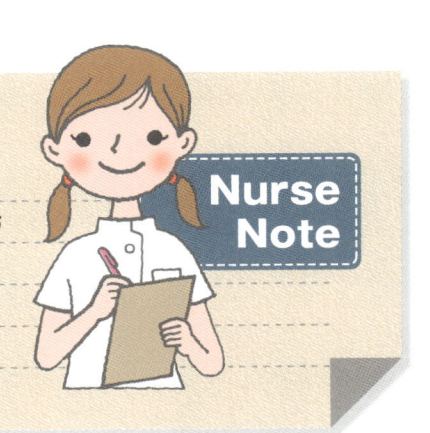

症例8のまとめ

- （比較的落ち着いているが）食事が摂れない方の輸液はソルデム3A。
- 血管、間質、細胞にバランスよく分布する。
- 500mL製剤4本程度で1日のNa、水が摂れる。

Nurse Note

主に細胞内に水分を

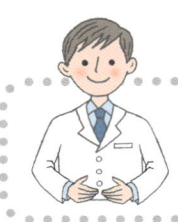

今回はいままでとはちょっと状態が違います。血圧と脈拍数、血液検査のNaに注目しましょう。

症例

80歳男性。3日前より風邪気味で食事、水分はあまり摂れていない。体温38℃、血圧120/70mmHg、脈拍数85/分。血液検査：Na150mEq/L。入院し点滴治療を受けることになった。

※Naの正常値135〜145mEq/L

内科医　「食事、水分が摂れていないので脱水はありそうだな。」
　　　　「Naが高めなので5％ブドウ糖液で治療しよう。」

症例のポイント

　今回の患者さんは風邪で食事、水分が摂れておらず、脱水はありそうです。血圧、脈拍数は安定していますが、血液検査でNaが高値です。

- 血管と細胞のどちらの脱水でしょうか？
- Naが高いのは輸液を選ぶ際に影響するのでしょうか？
- なぜ5％ブドウ糖液を使うのでしょうか？

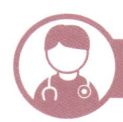

このように医師は考える

　この患者さんは食事、水分が摂れていないので脱水はありそうです。では、血管と細胞のどちらの脱水でしょうか？

　血圧と脈拍数が正常なので血管内脱水の可能性は低そうです。となると、細胞内脱水の可能性が出てきます。

　今回は血液検査でNaの値が高いのが気になりますね。脱水と関係があるか考えてみます。まずはNaの単位を見てみましょう。mEq/Lとなっています。前に説明したように、

　・mEqは量
　・mEq/Lは濃度

です。今回はmEq/LなのでNaは150という濃度であるのがわかります。Naの正常値は135〜145mEq/Lなのでちょっと濃いですね。高Na血症です。

　Naに限らず、何でもそうですが、濃い物質と薄い物質があった場合、水分は薄い方から濃い方へと移動します。今回、血液は濃く、相対的に細胞は薄い状態となります。ですので、細胞から血液へと水が移動します。その結果、細胞内脱水となります。

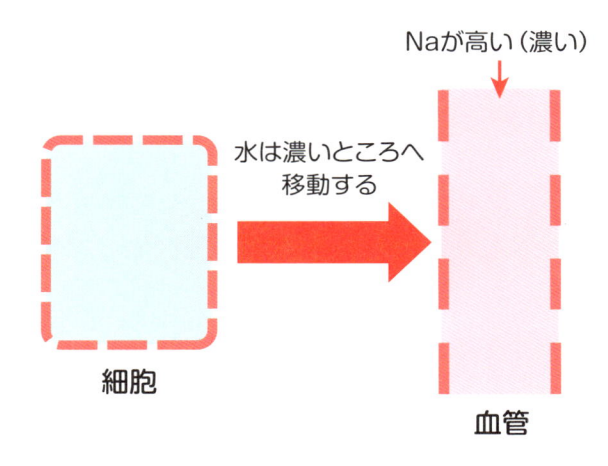

治療は細胞に分布する量の多い製剤、つまり5%ブドウ糖液の点滴となります。

500mL点滴したとき細胞に分布する量
・生食：0mL
・ソルデム1：167mL
・ソルデム3A：252mL
・5%ブドウ糖液：333mL

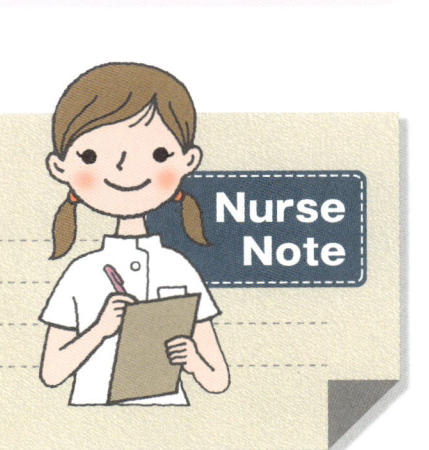

症例9のまとめ

- 高Na血症では細胞内脱水の可能性あり。
- 治療は細胞に分布する量の多い製剤の点滴。
  ⇒5%ブドウ糖液。

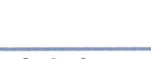

症例10
点滴はしたくない？

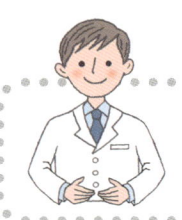

前回は5％ブドウ糖液を細胞内脱水の治療に用いましたが、このような使われ方もします。

症例

70歳女性。心筋梗塞の既往がある。最近になり呼吸困難が出現し、1週間で5kgの体重増加を認めた。うっ血性心不全と診断され入院し、治療することになった。
血液検査：Na140mEq/L（正常）。薬剤投与のためライン確保の必要がある。

内科医　「5％ブドウ糖液でライン確保してください。」

症例のポイント

　この患者さんはうっ血性心不全という病気であり、薬剤投与による治療を行います。薬剤の多くは、静注するためライン確保の必要があります。

・うっ血性心不全とはどのような病気なのでしょうか？
・なぜライン確保に5％ブドウ糖液を使うのでしょうか？

うっ血性心不全では、できるだけ輸液は行わない方がよいことを学びましょう。

ここでのポイント

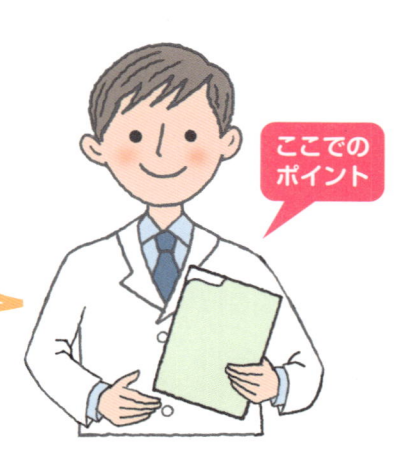

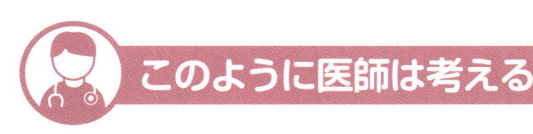
このように医師は考える

●そもそも心不全とは何か？

まずは「そもそも心不全とは何か？」というところから説明していきます。

心不全とは心筋梗塞などが原因で心臓のはたらきが悪くなり、臓器に必要な量の血液を送れない状態です。

このままでは生きていくことができないので、何とかこの状態を回避する必要があります。その方法の1つに

「血液の量を増やす」

というのがあります。

血液の量が多ければ、多少心臓のはたらきが悪くても臓器に送る血液量を維持することができます。ではどうやって血液の量を増やすのでしょうか？

尿量を減らします。普通は1日に1.5L尿が出ますが、それを0.5L程度にして、そのぶんの水分を血管に蓄えます。

これで一件落着・・といいたいのですがそう上手くはいきません。ある程度血液量が増えるのはよいのですが、増えすぎると逆に悪影響を及ぼします。

●血液の量が多いとどうなるか？

血管の膜には孔（あな）があいています（本文69ページ参照）。血液量が多いとその孔（あな）から血管の外（間質）に水分が漏れてしまいます。

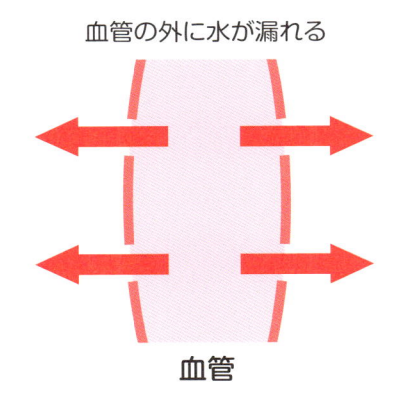

血管の外に水が漏れる

血管

例えば、脚で血管の外に水分が漏れると浮腫が起こります。簡単にいうとむくみですね。脚のむくみだけだったらそれほど心配する必要はありません。ただ、血液量がさらに多くなると、肺の血管からも水が漏れるようになってしまいます。

肺は水浸し（肺水腫）になり、空気が通過できなくなります。その結果、低酸素になってしまい死に至ることもあります。

このように、血管に水分が必要以上にたまった状態を**うっ血**といいます。また、うっ血になっている心不全を**うっ血性心不全**といいます。

●うっ血性心不全の治療は？

　肺にできるだけ酸素が行くように酸素投与をします。また、余分な水分を尿に排泄するために利尿薬などの薬剤投与を行います。薬剤投与は基本的に静注しますのでライン確保が必要です。

●ライン確保は何を使う？

　うっ血性心不全は必要以上に血管内に水分がある状態なので、これ以上増やしたくありません。ですので、ライン確保は血管に分布する量が少ない5%ブドウ糖液で行います。

> 500mL 点滴したとき血管に分布する量
> ・生食：125mL
> ・ソルデム1：83mL
> ・ソルデム3A：62mL
> ・5%ブドウ糖液：42mL

　5%ブドウ糖液もわずかではありますが血管や間質に分布します。速度は20mL/時位でゆっくり投与するようにしましょう（輸液ポンプを使ってください）。

※実はうっ血性心不全のライン確保で生食を使うこともあります。さらに詳しく知りたい方は本文143ページをご覧ください。

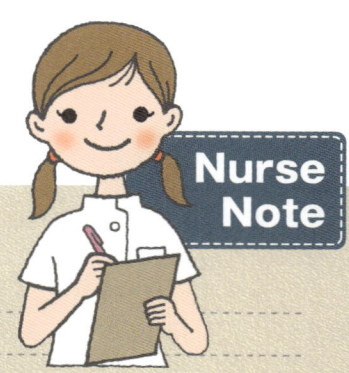

症例10のまとめ

- うっ血性心不全は血管に必要以上の水分がある。
- 余分な水分は血管の外に漏れ浮腫、肺水腫になる。
- 血管にこれ以上水分は入れたくない。
  - ⇒ライン確保は血管に分布する量が少ない5%ブドウ糖液で行う。

chapter 5

投与法を詳しく知る

....

アナフィラキシーショックからはじまり、

うっ血性心不全の治療まで10の症例をもとに輸液製剤の特徴や

適応について見てきました。いかがだったでしょうか？

だいぶ考える力がついたと思います。

ここからは、いままでの解説の補足と知っておくと、

よりタメになることを説明していきます。

「詳しく」となっていますが、難しいわけではありません。

さらにレベルアップできますので、

どうぞご覧ください。

投与時の注意点

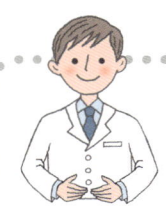
点滴の投与時に気をつけることを、以下の5つの点からより具体的に説明していきます。
・患者　・薬剤　・容量　・用法　・時間

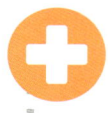
患者

　病棟名、病室番号、患者名、IDをきちんと確認しましょう。同室に同姓同名の患者さんがいる場合は特に注意が必要です。

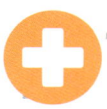
薬剤

　薬剤は名前が似ているものがありますので、よく確認しましょう。
　また、日付もよく確認してください。薬剤のオーダーは1日ぶんだけ出すのではありません。1週間ぶんまとめて出すこともあります。したがって、オーダー表には、

・オーダーした日
・投与する日

の2つの日付が書いてありますので注意しましょう。

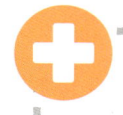
容量

　単位は

・mg
・mL
・L
・A（アンプル）
・V（バイアル）

など色々ありますので注意してください。
　また、小数で書いてある場合もあるので、数字の桁に注意してください。

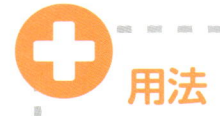 用法

用法は大きく点滴（div）とワンショット（iv）に分かれます。

●点滴（div）

点滴とは多くの人が想像する、いわゆる点滴のことです。

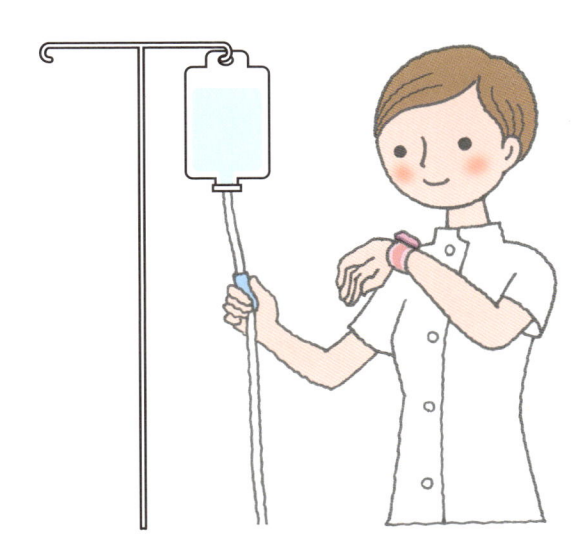

　側管から投与していいのか、単独ルートが必要かの確認が重要です。側管からの投与とは、すでに何かを点滴しているルートの三方活栓などから薬剤を投与することをいいます。

　単独ルートとは、その薬剤専用にルートをとることです。他の薬剤と混ざると混濁や凝固が起こる場合必要になります。

　複数の薬剤を用いる場合は、単独ルートの必要性についてきちんと確認するようにしてください。

●ワンショット（iv）

ワンショットとはシリンジで薬剤を静脈に投与することです。

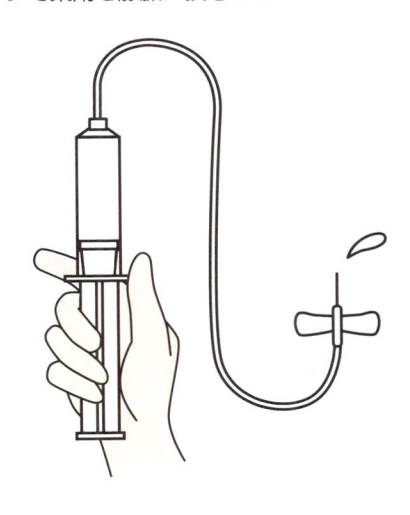

ワンショットといっても、秒単位で投与するものから、5分位かけて比較的ゆっくり投与するものまであります。薬剤ごとに確認しましょう。ワンショットの場合も側管から投与してよいのか、単独ラインが必要か確認が必要です。

　なお、ワンショットするときは

「この薬剤は本当にワンショットしていいのか？」

と常に考えましょう。薬剤の中には、ワンショットすると命に危険があるものがあります。必ず確認してから投与してください。

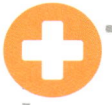

時間

　薬剤によってはきちんとした時間に投与しないと効果を発揮できないものがあります。例えば、抗生剤、抗癌剤、抗痙攣（けいれん）剤がそうです。
　医師が指示を出している場合はそれに従いましょう。指示がない場合はきちんと確認した方がよいです。

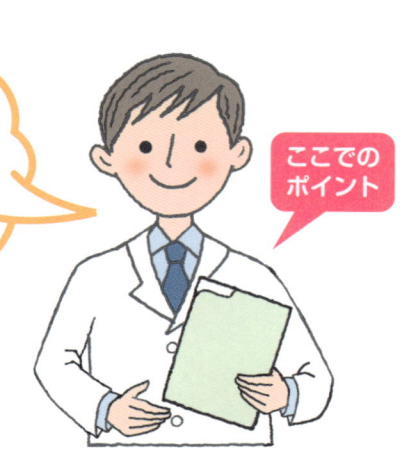

カリウムは絶対に
ワンショットしては
いけません。

ここでの
ポイント

三方活栓の使い方（その１）

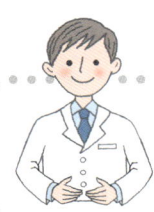

本文18ページで三活の基本的な使い方は説明しました。ここではより具体的な使い方を見ていきましょう。

➕ 様々な状況での使い方

　いままでに何度か三方活栓が出てきましたが、いろいろな状況でどのように使えばよいか再度確認しましょう。右にメイン製剤（生食など）を左に延長チューブをつなぐとします。

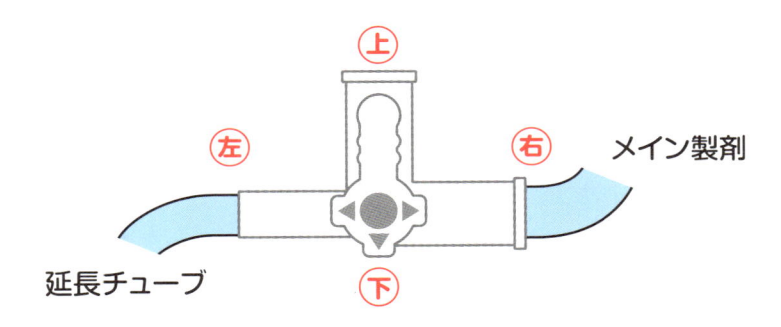

状況❶　1つの製剤を点滴する場合

　例えば、生食を点滴する場合がこれに当てはまります。ハンドルは上向きになります。

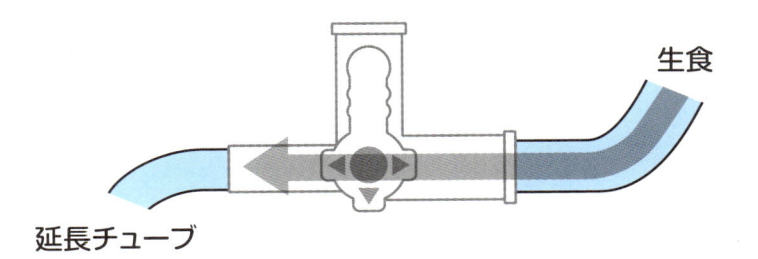

状況❷　2つの製剤を点滴する場合

　例えば、生食を点滴しつつ、昇圧剤のノルアドレナリンも同時に点滴したい場合がこれに当てはまります。ハンドルは下向きになります。

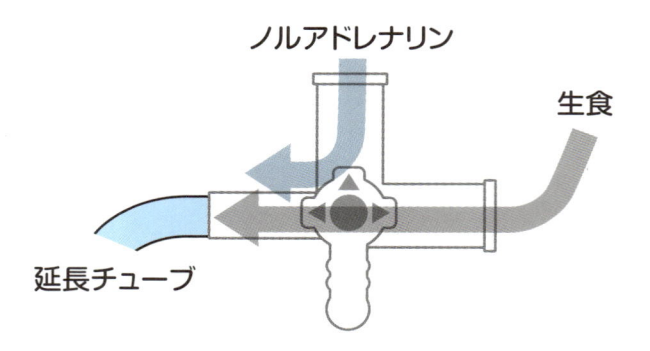

状況❸　ワンショットしたい場合

　例えば、生食を点滴していて、昇圧剤のエフェドリンをワンショットで入れたい場合がこれに当てはまります。ハンドルは右向きになります。

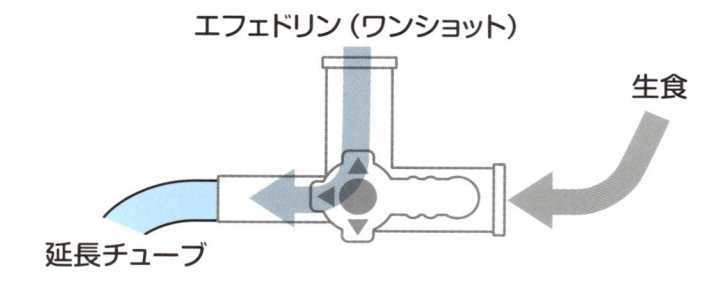

　下向きはダメです。点滴と違い、ワンショットの場合は強い圧がかかるのでメイン製剤の方向に逆流してしまいます。

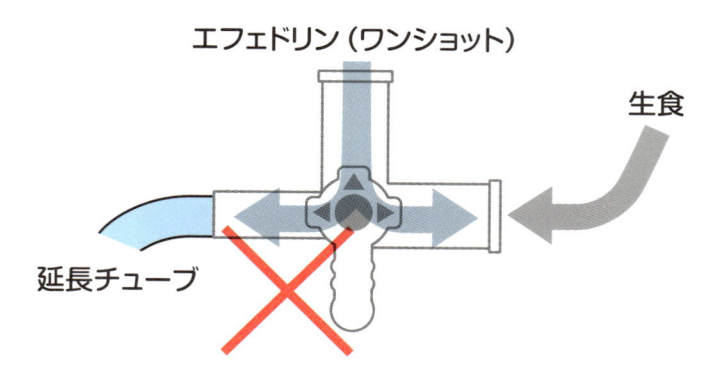

　このように、三方活栓は非常に便利な器具ですが、慣れるまでは少し大変かもしれません。本番で混乱しないよう、いまのうちからイメージトレーニングをしておきましょう。

三方活栓の使い方（その2）

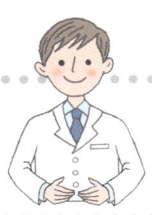

いままで三活は1個だけ使用しました。実は複数個つなげて使うこともできます。その方法について見ていきましょう。

➕ 3種の薬剤を同時に投与する

三方活栓についてもうひとつ大事な使い方を説明します。例えば、生食と抗生剤とステロイドの3つを同時に投与する必要があるとします。しかし、三方活栓には2つまでしか接続できません。この場合、どのように投与すればよいでしょうか？

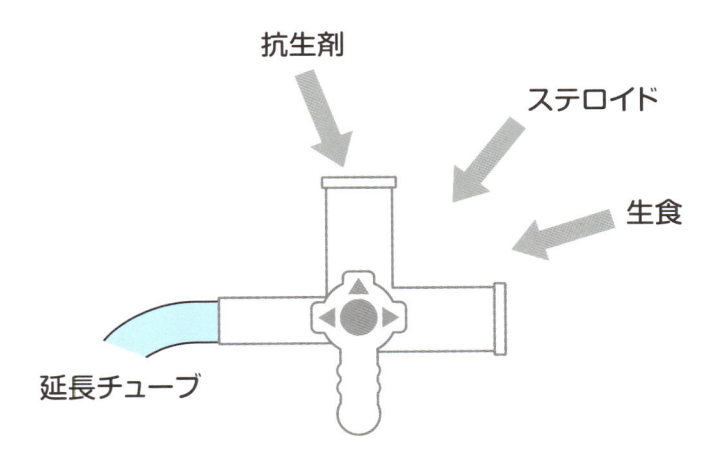

2つの方法があります。まず思いつくのが「ルートを2本とる」というものです。これなら3つの薬剤を投与することが可能です。

しかし、ルートを2本とるのは大変なので、できるならしたくありません。そんなときは、三方活栓を2個つなげましょう。これなら1本のルートで3つの薬剤を投与することができます。

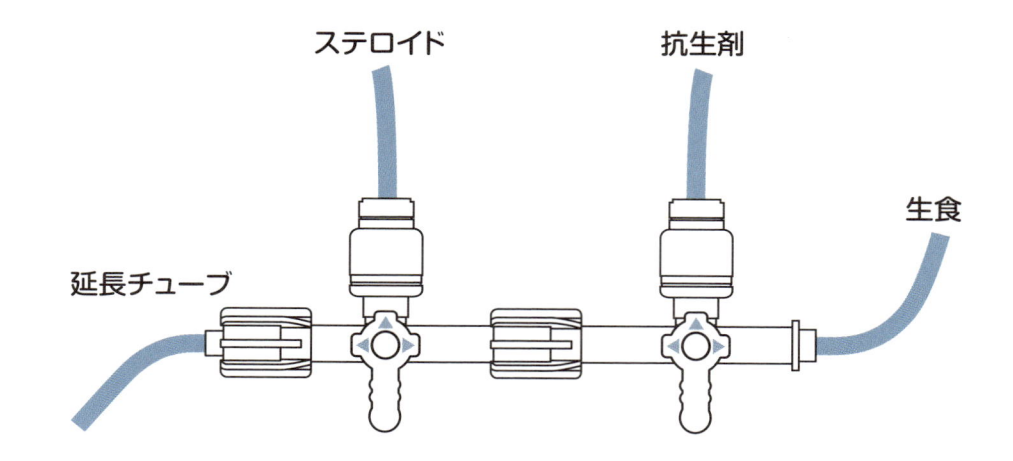

ステロイド　抗生剤　生食

延長チューブ

お気付きの方もいるかと思いますが、三方活栓は2個だけでなく、3個、4個、…と連結も可能です。

細かいですが…

三活に輸液製剤をつながないときは不潔にならないように必ずキャップをします。キャップは単品でも存在します。落としたり、不潔にしたりした場合は破棄し、新しいものを使うようにしましょう。

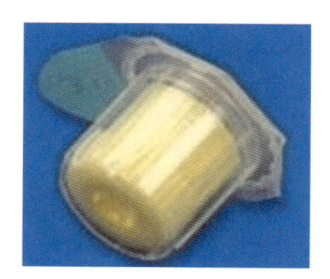

輸液バッグの交換の仕方

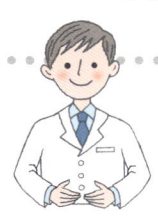
　輸液は1袋で終わりではなく、2袋、3袋と続けて投与することが多いです。その度に1から針を刺す必要はなく、輸液バッグのみを交換すれば大丈夫です。その交換の仕方について説明していきます。

輸液バッグの交換手順

手順① 新しい輸液バッグのゴム栓をアルコール綿で消毒する。

手順② クレンメを閉じ、点滴筒に薬液が満たされているか確認する。

手順③ 古い輸液バッグからビン針を抜き、新しい輸液バッグに刺して、点滴台にかける。

手順④ クレンメを開け、速度を調節する。

点滴筒に薬液が満たされていない場合の対処

　点滴筒に薬液が満たされていない状態で新しい輸液バッグにつなぎます。そのまま点滴を開始すると血管にエアーが入ってしまいます。以下の手順でエアーを抜いてください。

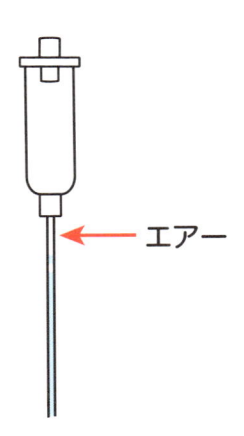

←── エアー

手順❶　クレンメを閉じる

三方活栓のハンドルを回し、延長チューブの方向に薬液が流れないようにします。

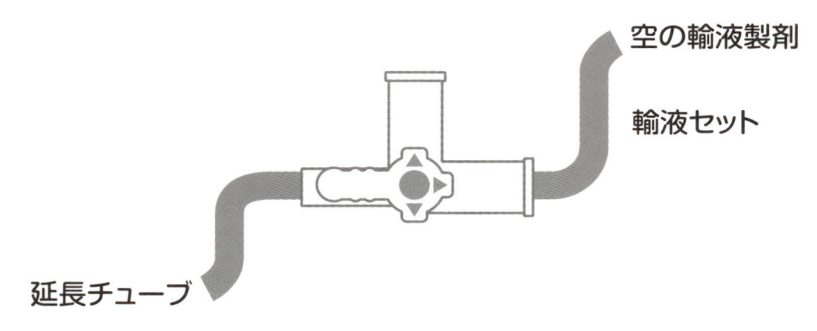

手順❷　古い輸液バッグからビン針を抜き、新しい輸液バッグに刺す。

手順❸　点滴筒に薬液を満たす。

手順❹　クレンメを開け薬液を流し、三方活栓からエアーを出す。もしくは、三方活栓にシリンジを接続しエアーを抜く。

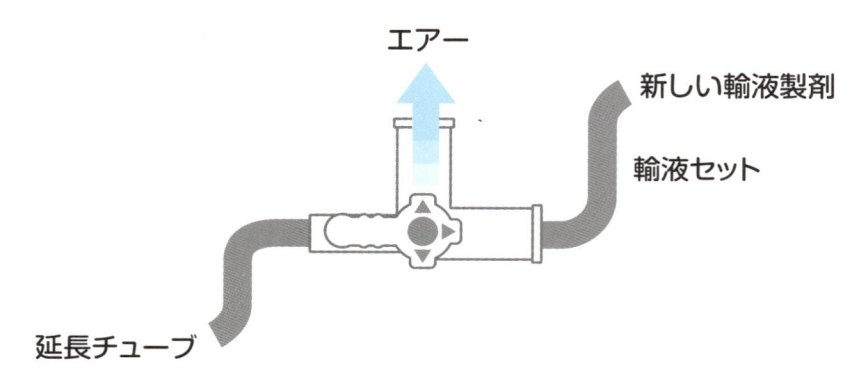

手順❺　エアーが完全に抜けたら、クレンメを閉じ、三方活栓にキャップをつける。

手順❻　三方活栓のハンドルを戻す。

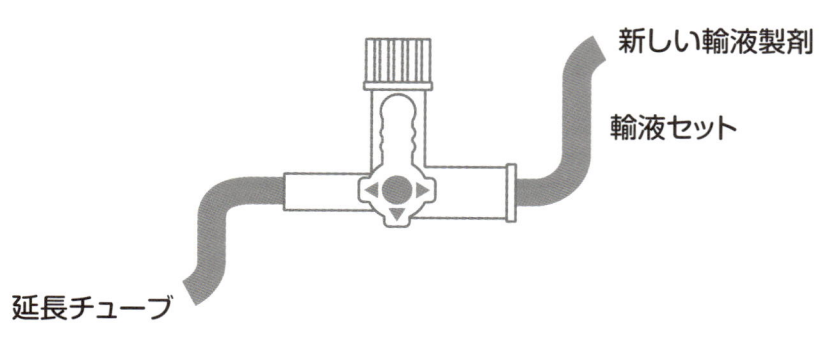

手順❼　クレンメで速度を調節する。

ヘパリンロック

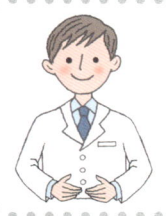

薬剤の投与は1日に複数回行うことがあり、その度、針を刺すのは大変です。患者さんも痛がりますし、できるならしたくありません。
2つ方法があります。側管からの投与とヘパリンロックです。例えば、抗生剤を1日4回投与する場合で考えてみましょう。

✚ 側管からの投与

ソルアセトFなどのメイン製剤を持続で投与します。抗生剤を側管から投与すれば何度も針を刺す必要がありません。

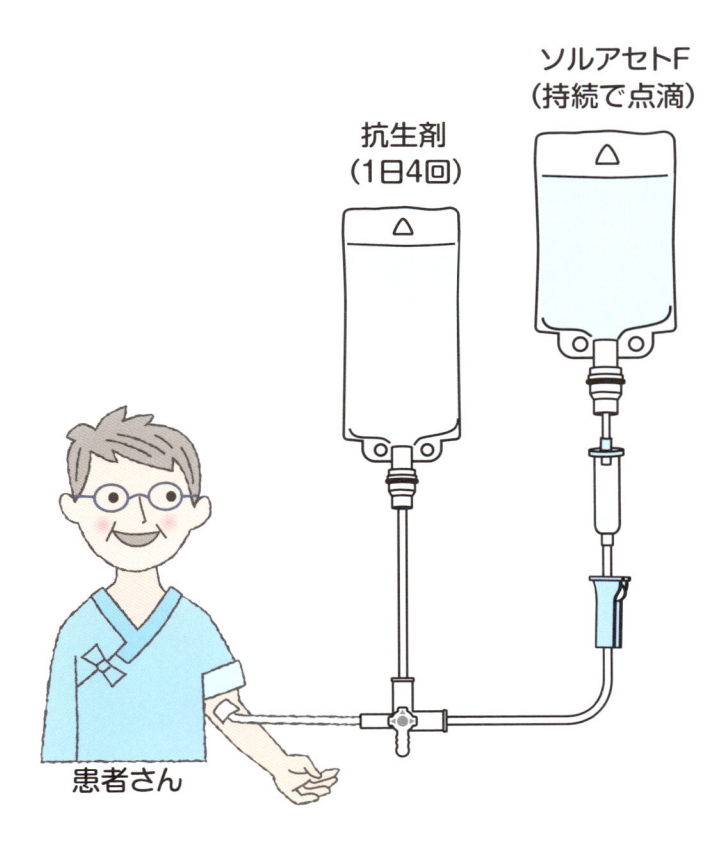

抗生剤
（1日4回）

ソルアセトF
（持続で点滴）

患者さん

側管から投与しない場合はヘパリンロックという方法もあります。

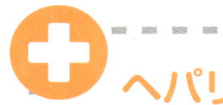

ヘパリンロックとは

　ヘパリンロックとは、三方活栓などの側管からヘパリンを入れて、針先が血液で固まらないようにし、留置針を抜かずにそのままにしておくものです。ヘパリンは専用のキットがありますので、それを使用します。ヘパリンを三方活栓から入れる場合の手順を紹介します。

ヘパリンを三活から入れる場合の手順

手順① 図のように三方活栓のハンドルを回し、延長チューブ側をOFFにし抗生剤を外す。

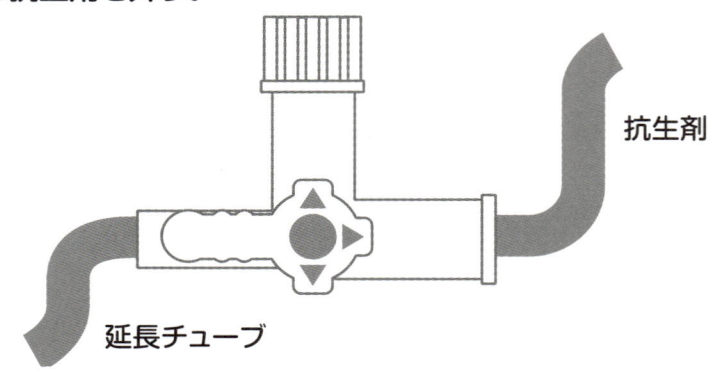

抗生剤

延長チューブ

手順② ヘパリンキットのエアーを抜き、三方活栓にセットする。

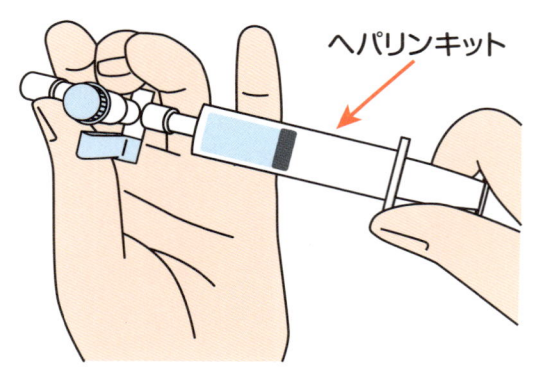

ヘパリンキット

手順③ 三方活栓のハンドルをヘパリンが流れる向きに回す。

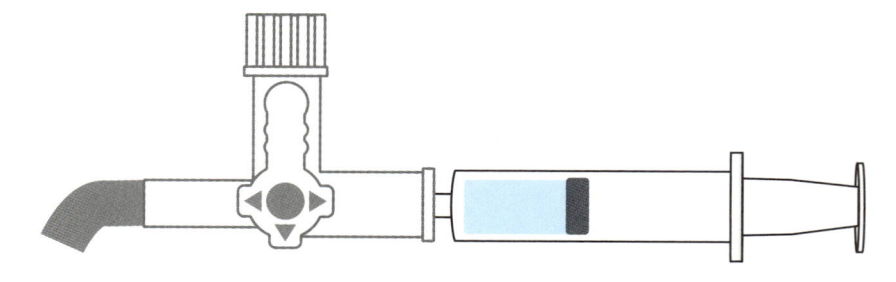

手順④ シリンジを軽く引き、三方活栓のエアーを抜く。その後、ヘパリンキットを立ててエアーが三方活栓に入らないようにし、ヘパリンを注入する。

手順⑤ ヘパリンが残り1mLくらいになったら、シリンジを押しながら三方活栓のハンドルを回し、延長チューブ側を閉じる。その後、シリンジを三方活栓から外す。

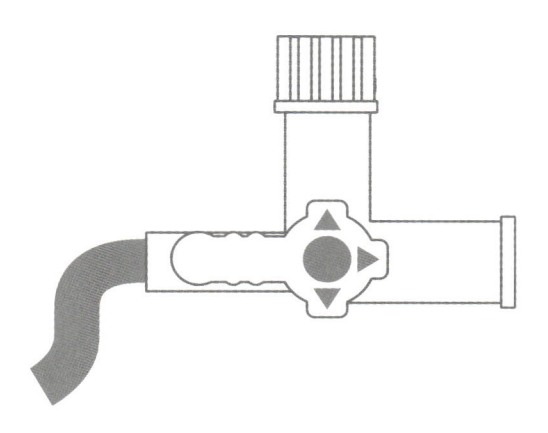

シリンジを押しながら投与することを**陽圧フラッシュ**といいます。

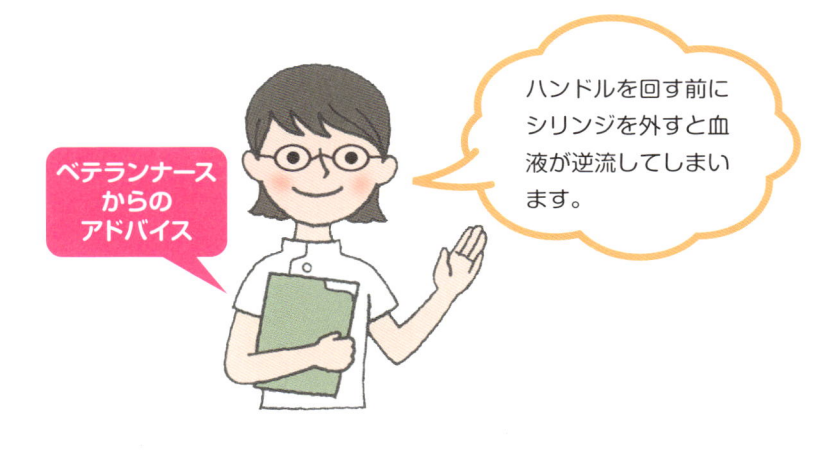

ベテランナースからのアドバイス

ハンドルを回す前にシリンジを外すと血液が逆流してしまいます。

手順⑥ 三方活栓にキャップをしめ、チューブをテープで腕に固定する。

留置針の交換の頻度

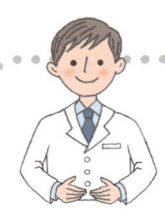

留置針は一度刺したらずっと使えるわけではありません。血管に針を刺したままにすると、血管炎や感染症のリスクがあります。定期的に針を刺し直します。

✚ 交換の目安は3〜4日

絶対的な期間はありませんが、3〜4日が1つの目安です。病院ごとに決まっていると思いますので確認してみましょう。

小児は刺し直しが大変です。定期的な交換はあまりしません。

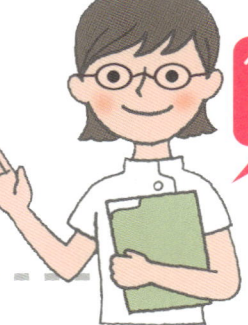

ベテランナースからのアドバイス

✚ すぐに交換が必要な場合

以下の場合は、期間内であっても抜針が必要です。

・穿刺部に痛みがある。　・穿刺部に発赤がある。
・穿刺部が腫脹している。　・穿刺部から薬液が漏れている。

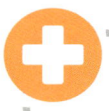

✚ 中心静脈（CV）カテーテルの場合

CVカテーテルは交換が大変なので定期的な交換は原則しません。しかし、以下のときはすぐに交換が必要です。なお、CVカテーテルの留置、抜去は医師しかすることができません。

・穿刺部に痛みがある。
・穿刺部に発赤がある。
・穿刺部が腫脹している。
・穿刺部から薬液が漏れている。
・発熱など感染徴候があり、CVカテーテルが
　感染源として考えられる。

chapter 6

輸液製剤を詳しく知る

いままでは生食などの基本的な輸液製剤
について勉強してきました。
これからはカリウム製剤やビタミン製剤など
について説明していきます。

カリウム（K）製剤の使い方

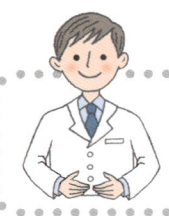

ワンショットをしてはいけない代表的な薬剤にカリウム（K）製剤があります。ぜひ正しい使い方を身につけましょう。

➕ カリウム（K）はワンショットしてはいけない

まず絶対に覚えておいてほしいことは

カリウム（K）は　ワンショットしてはいけない

ということです。「そんなの知ってるよ。」と思われた方も、最後までご覧ください。

ここでちょっとクイズです。
以下の中でワンショットをしてはいけない薬剤を選んでください。

> ・KCL　　　　・アルモカリン　・アスパラ
> ・エルスプリー　・メイロン

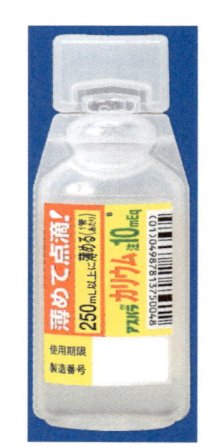

提供：田辺三菱製薬

「KCLでしょ。これがK製剤のことです。簡単です。」
と思った方は注意が必要です。
　この中にはほかにもK製剤があります！！

　「私はそんなのには騙（だま）されませんよ。ここではKの説明をしているのだから、全部がK製剤なんでしょ。」
と思った方も注意が必要です。全部がK製剤なわけではありません。

　KCL、アルモカリン、アスパラ、エルスプリーがK製剤です。メイロンはK製剤ではありませんし、ワンショットで投与します。

　「調べないとよくわからないぁ。」
と思っていた方は、その考えでOKです。初めて見る薬剤やよくわからない薬剤があったら、必ず調べるようにしましょう。

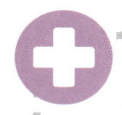

メイン製剤に混注する

　K製剤をワンショットしてはいけないのはわかりました。では、どのように投与すればいいのでしょうか？

　メイン製剤（生食、ソルアセトFなど）に混注します。つまり、K製剤を一度シリンジにとり、メイン製剤に入れよく混ぜ、点滴します。
※ゴム栓のinの部分から入れます。

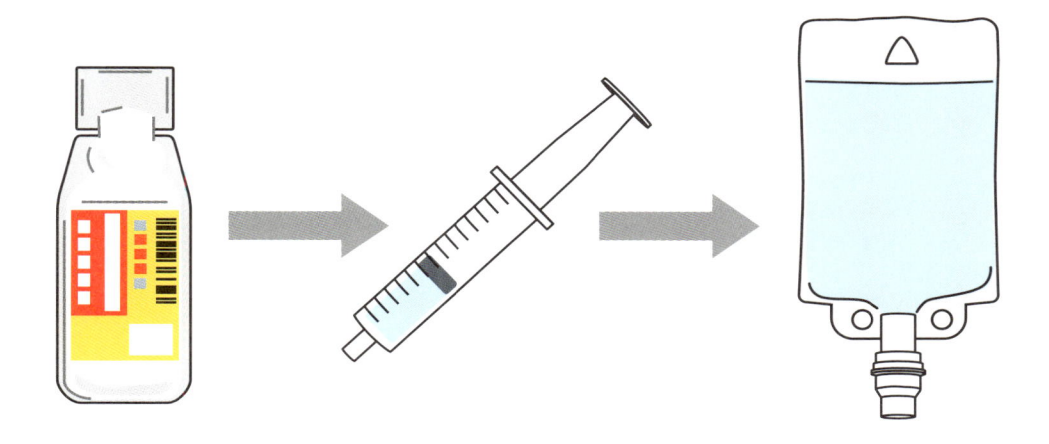

　ここで、3つ注意点があります。それは

- **1日合計100mEqまで**
- **濃度は40mEq/Lまで**
- **速度は20mEq/時まで**

です。

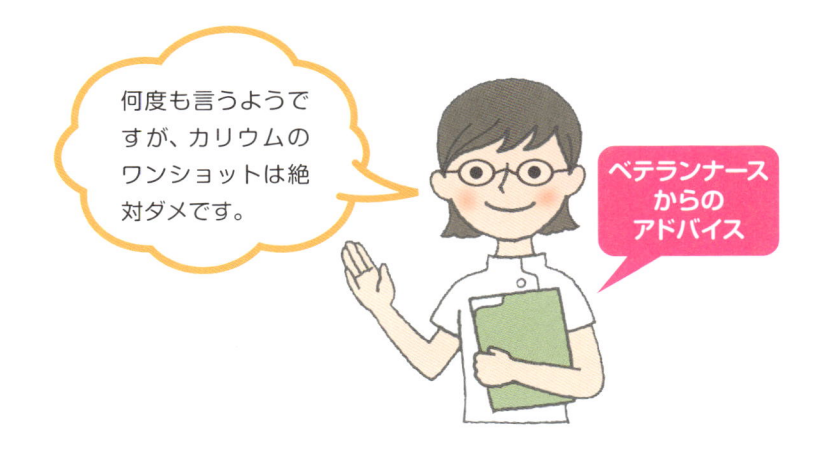

何度も言うようですが、カリウムのワンショットは絶対ダメです。

ベテランナース
からの
アドバイス

117

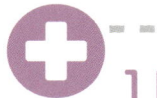
1日合計100mEqまで

「mEq」という単位についてあまり細かいことは気にしなくてよいでしょう。

- **mEqは量**
- **mEq/Lは濃度**

と理解していれば大丈夫です。今回はmEqなので量ですね。

K製剤と輸液製剤のKの量をすべて足した合計が1日100mEqまでとなります。

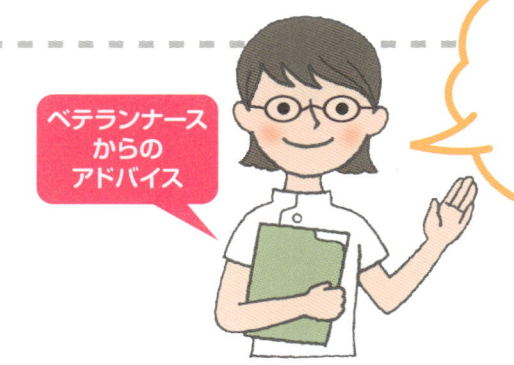

ベテランナースからのアドバイス

mEq/Lで記載されていた場合はmEqに換算しましょう。例えば、500mLの輸液製剤にK20mEq/Lと記載されていた場合、10mEqとなります。

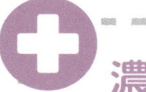
濃度は40mEq/Lまで

K製剤はメイン製剤に混ぜて薄めて使います。しっかり薄まっていないと意味がありません。40mEq/L以下になるよう薄めてください。

K濃度（mEq/L）＝Kの総量（mEq）×1000÷メイン製剤の量（mL）

これが40を超えないようにしましょう。

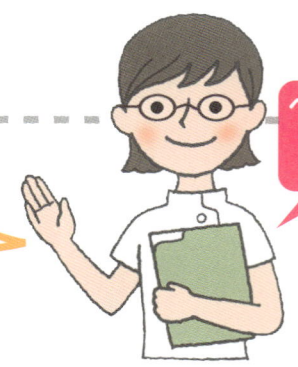

残量が減っているメイン製剤に混注する場合は特に注意しましょう。

ベテランナースからのアドバイス

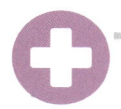

速度は20mEq/時まで

いくらKを薄めても、一気に投与しては意味がありません。速くても20mEq/時までです。つまり、

最大投与速度 (mL/時)＝メイン製剤の量 (mL)×20÷Kの合計量 (mEq)

となります。

　濃度と速度は少しわかりにくいので、生食とアスパラカリウム (K10mEq含有) という製剤を例に実際に計算してみましょう。

●生食 (メイン製剤) 500mL＋アスパラカリウム1本の場合

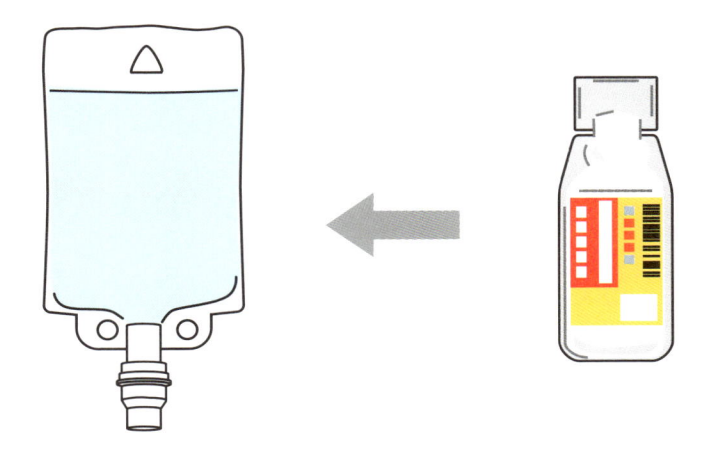

　生食はKが0mEq、アスパラカリウムはKが10mEqですので、Kの総量は10mEqとなります。メイン製剤500mL中にKが10mEqです。

K濃度＝10×1000÷500＝20 (mEq/L)

となりますので、濃度はOKです。

最大投与速度＝500×20÷10＝1000 (mL/時)

となりますので、速くても1,000mL/時となります。

●生食（メイン製剤）500mL＋アスパラカリウム2本の場合

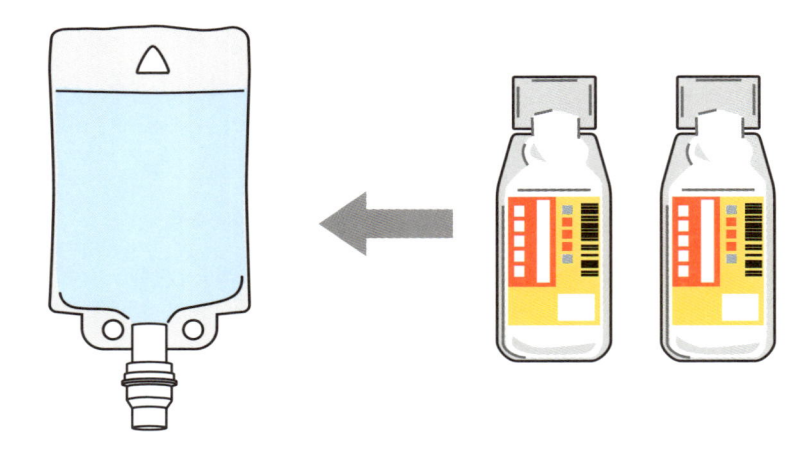

　生食はKが0mEq、アスパラカリウムはKが合計20mEqですので、Kの総量は20mEqとなります。メイン製剤500mL中にKが20mEqです。

$$K濃度＝20×1000÷500＝40（mEq/L）$$

となりますので、濃度はOKです。

$$最大投与速度＝500×20÷20＝500（mL/時）$$

となりますので、速くても500mL/時となります。

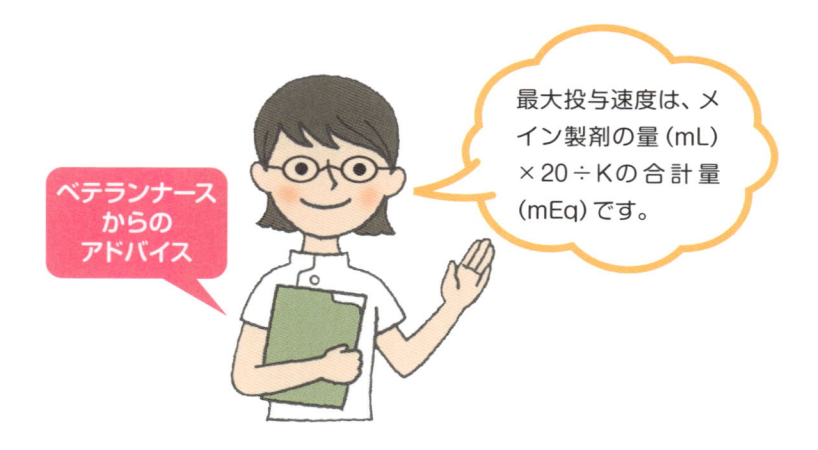

ベテランナースからのアドバイス

最大投与速度は、メイン製剤の量（mL）×20÷Kの合計量（mEq）です。

●生食（メイン製剤）500mL＋アスパラカリウム３本の場合

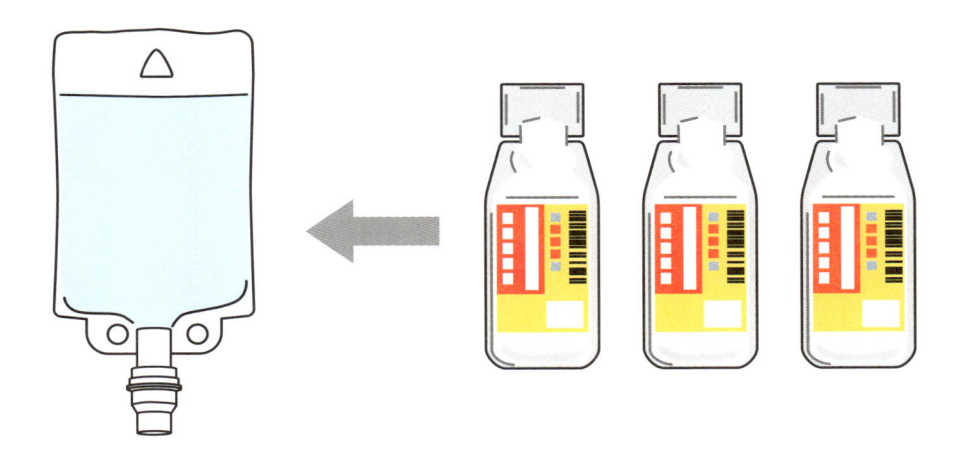

　生食はKが0mEq、アスパラカリウムはKが合計30mEqですので、Kの総量は合計30mEqとなります。メイン製剤500mL中でKが30mEqです。

K濃度＝30×1000÷500＝60（mEq/L）

となり、濃度は基準の40mEq/Lを超えています。ですので、投与してはダメです。

　医師や薬剤師がチェックしているとは思いますが、看護師さんも投与ごとに必ずこれらのことを確認するようにしてください。初めのうちやよくわからない場合は、必ずわかる人に聞くようにしましょう。くれぐれもワンショットをしてはいけません。

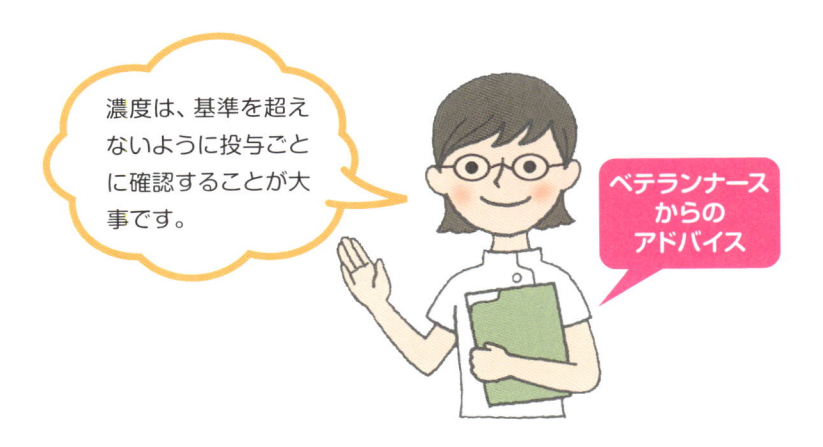

濃度は、基準を超えないように投与ごとに確認することが大事です。

ベテランナースからのアドバイス

ワンショット防止

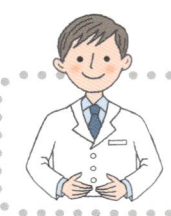 先ほどはアスパラカリウムというカリウム（K）製剤を用いましたが、ほかにはどんな商品があるか見てみましょう。

✚ いろいろなカリウム（K）製剤

いろいろな商品がありますが、どの商品にも「希釈」ときちんと書いています。それなのになぜワンショットの危険性があるのでしょうか？

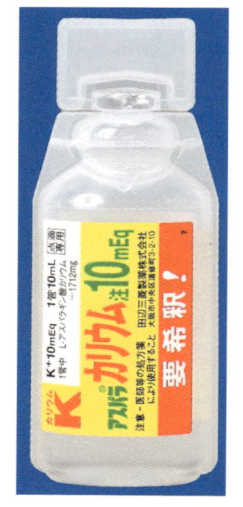

アスパラカリウム注10mEq
（田辺三菱製薬株式会社）

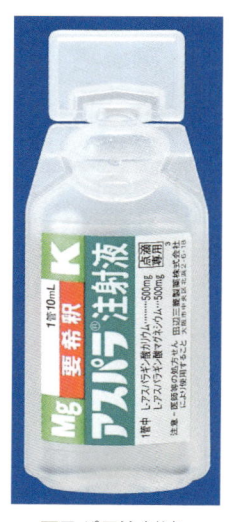

アスパラ注射液
（田辺三菱製薬株式会社）

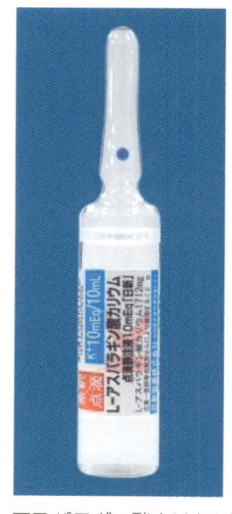

L-アスパラギン酸カリウム注
10mEq
（日新製薬株式会社）

　K製剤はメイン製剤に混注して使いますが、そのままでは入れることができません。一度、シリンジに取り出してからメイン製剤に入れる必要があります。

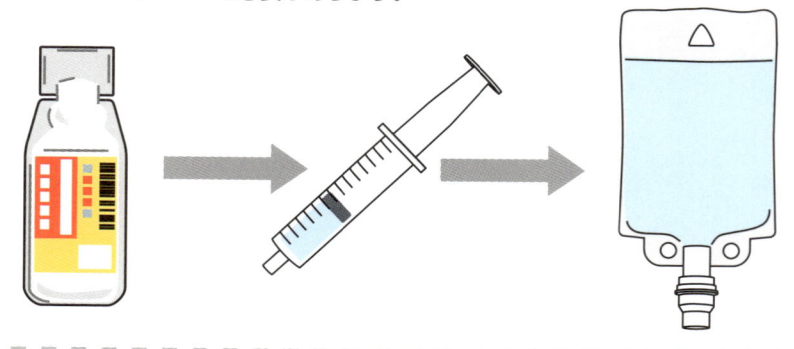

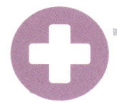

どれがK製剤か？　わからなくなってしまった

　この一連の作業を中断せずに行えば問題ないのですが、何かのきっかけでK製剤をシリンジに入れたところでその場を離れたとします。かつ、ほかにも何かの薬剤をシリンジに入れておいたとしましょう。

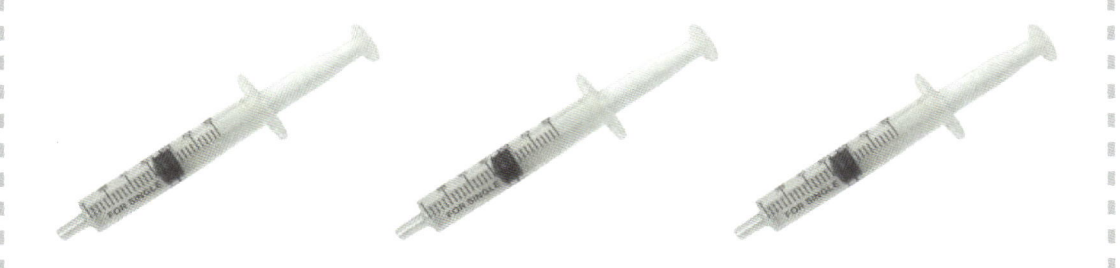

　どれがK製剤でしょうか？　わからなくなってしまいましたね。このようなときに誤投与が起こる可能性が高いのです。基本的にK製剤を混注する作業は中断しないようにしましょう。

ワンショットができないキット

　現在は絶対にワンショットができないキットがあります。特別なシリンジに入っていて、付属の専用の針しか接続できなくなっています。そのため三方活栓などに接続できません。また、この針は太いので血管に刺すこともできません。

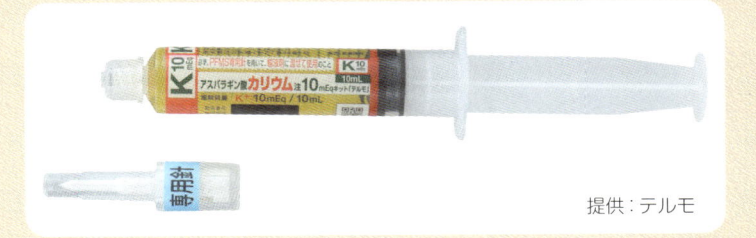

提供：テルモ

　このようなキットを採用している場合はよいのですが、採用していない場合は十分に注意するようにします。

ソルアセトFと ソルアセトDとの違い

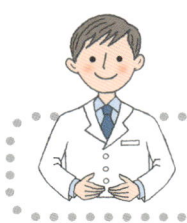

ソルアセトはよく使用される輸液製剤の1つです。

ソルアセトは2種類

ソルアセトには、ソルアセトFとソルアセトDの2種類があるのは知っていますか?
※ヴィーンもFとDがあります。

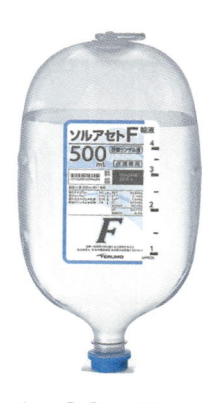 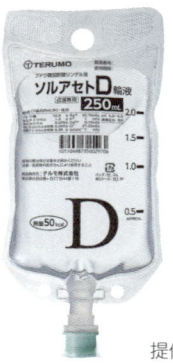

提供:テルモ

Dはdextroseのことで「ブドウ糖」、Fはfreeのことで「なし」という意味です。つまり、

・**ソルアセトFはブドウ糖を含まない。**　・**ソルアセトDは、ブドウ糖を含む。**

となっています。

ソルアセトFとソルアセトDとの使い分け

　ソルアセトFとソルアセトDの使い分けはなかなか難しいです。特に理由がなければソルアセトFを使います。食事をとっておらず、ブドウ糖も補充したいときはソルアセトDを検討します。逆に血糖値が高い方にはソルアセトDは使わないほうがいいです。
　適応ははっきりは決まっていないのでそれほど気にする必要はありません。しかし、ソルアセトFはブドウ糖なし、ソルアセトDはブドウ糖ありというのは覚えておくといいと思います。

緩衝剤は何のため？

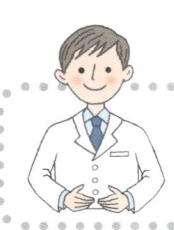

ソルアセトFにはKと緩衝剤が含まれると説明しましたが、緩衝剤って普段はあまり聞かない言葉ですよね。何のために入っているのでしょうか？

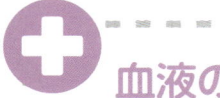

血液のpHは？

血液のpHって知っていますか？　7.4でちょっとアルカリ性です。

※7.35〜7.45が正常範囲です。

では、生食のpHはわかりますか？　食塩水なので中性で7.0です。

では、pH7.0の生食をpH7.4の血液に点滴すると、血液のpHはどうなるでしょうか？。

1本や2本点滴しただけならpHはそれ程変わりませんが、大量に点滴すると7.4⇒7.3⇒7.2⇒7.1⇒7.0と徐々にpHが下がってしまいます。これを**アシドーシス**といいます。アシドーシスはひどくなると致死的ですので避けたいです。

「じゃ、輸液製剤のpHを血液と同じ7.4にすればいいじゃん」

との考えが浮かびますよね。そこで登場するのが緩衝剤です。生食に加えることでpHを7.4付近にすることができます。商品によって緩衝剤が異なり

・ラクテック ……………………… 乳酸
・ソルアセトF、ヴィーンF …… 酢酸
・ビカーボン …………………… 重炭酸

となっています。緩衝剤の違いによる使い分けはあまり気にしなくても大丈夫です。

生食は必要ない？

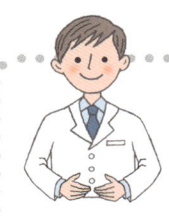

前ページの解説では、ソルアセトFのほうが優れており、生食は必要なさそうな気がします。なぜ、未だに生食が存在するのでしょうか？　以下の症例で考えてみましょう。

生食が適している症例❶

28歳男性、工事作業員。夏の暑い中、あまり水分をとらず働いていたところ気分が悪くなり、軽度意識も悪くなってきたため救急搬送された。

血圧90/45mmHg、脈拍数110/分。

尿はほぼ出ていないとのこと。

内科医　「血管内脱水が考えられるので生食で治療しよう。」

　第4章の**症例3**とほぼ同じです。熱中症が原因で、血管内の水分が少なくなっている状態です。治療は血管に分布する量の多い製剤、つまり生食の点滴でした。

　この場合、血液にpHが近いソルアセトFのほうが生食よりよい気がします。しかし、この患者さんにソルアセトFは適していません。確かにpHが血液に近いのはソルアセトFです。
　その点では優れているのですが、違う点で注意しなければいけないことがあります。それはカリウム (K) です。人間はKを食べ物から摂取し、余分なKは尿から排泄し、調度良い血中濃度 (3.5〜5.0mEq/L) を保っています。

　この患者さんは脱水のため、ほとんど尿が出ていません。Kを尿から排泄することができません。この状態でKを含む輸液製剤を点滴すると、血液中にKがたまり高K血症になってしまいます。
　高K血症は、致死的ですので避けなければいけません。よって、Kが入っているソルアセトFは無尿のときには使いません。Kが入っていない生食を使います。

　生食を点滴し、ある程度血管内脱水が改善されると尿が出てきます。尿が出るとKを排泄することができますので、高K血症の危険性は下がります。そしたら、pHの点で優れているソルアセトFに変更するのがよいですね。

　もう1つ、生食を使う症例を紹介しましょう。少し難しいかもしれませんが、今回の内容を理解していれば大丈夫です。

生食が適している症例❷

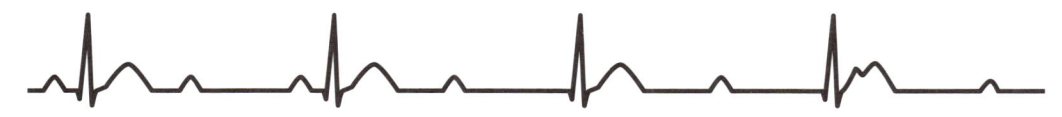

　65歳、男性。以前、糖尿病が原因で腎臓が悪くなっているといわれたことがあったが、ここ数年間病院には通院していなかった。本日になり意識レベルの低下が見られたため救急搬送された。手足は冷たい。

　血圧90/40mmHg、脈拍数30/分。血液検査：Na140mEq/L、K7.0mEq/L。

　心電図は以下のようである。
※Naの正常値135〜145mEq/L、Kの正常値3.5〜5.0mEq/L

HR30

内科医　「高K血症が原因で徐脈になり、徐脈が原因で意識が悪くなったのだろう。」
　　　　「高K血症の治療として、生食の点滴と利尿薬の投与を行おう。」

　ちょっと難しい症例なので、詳しく解説していきます。腎臓は余分なKを尿に排泄する働きがあります。しかし、腎臓が悪くなるとKをあまり排泄することができなくなってしまいます。その結果、血液中にKがたまり、高K血症になったと考えられます。

　高K血症になると色々な症状が出てくるのです。そのひとつに不整脈があり、徐脈になることがあります。徐脈では、脳などの重要な臓器に十分な血液が行かないので、意識が悪くなります。

※正確には「完全房室ブロック」という不整脈です。同シリーズの「モニター心電図」でわかりやすく説明していますので、気になる方はぜひご覧ください。

　治療は血液中のK濃度を下げることです。どうやってKの濃度を下げればよいでしょうか？

　Kは尿に排泄されるので、尿をいっぱい出してあげればよいですね。そのために利尿薬を投与します。特にラシックスという薬剤が使用されます。

　尿を出すだけでは血管から水分がなくなってしまいます。輸液によって血管に水分を補ってあげる必要があります。このとき、輸液製剤にKが入っていたら意味がありません。ですので、Kの入っていない生食を使います。ソルアセトFはKが入っているので使いません。

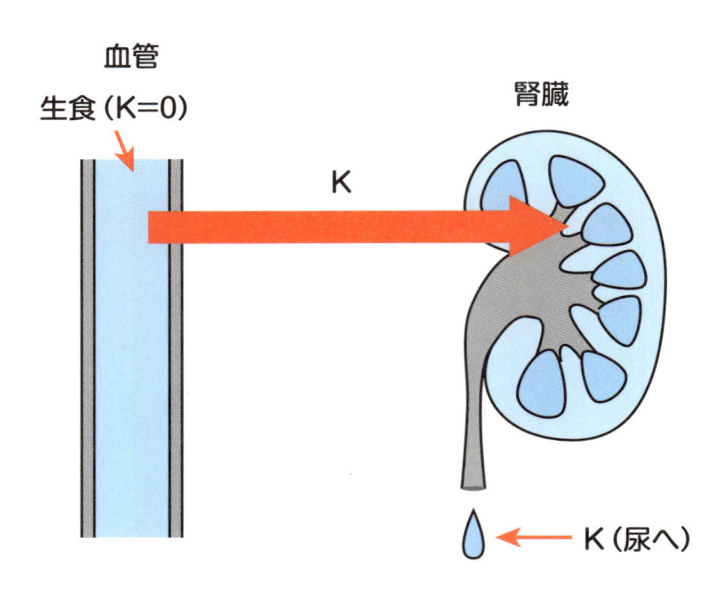

ソルデム1や5％ブドウ糖液にもKが含まれていませんが、血管に分布する量が少ないので適しません。

500mL点滴したとき血管に分布する量
・生食：125mL
・ソルデム1：83mL
・ソルデム3A：62mL
・5％ブドウ糖液：42mL

　生食が適している症例を紹介しました。ちょっと難しかったかもしれませんが、生食とソルアセトFとの違いについてより理解していただけたかと思います。

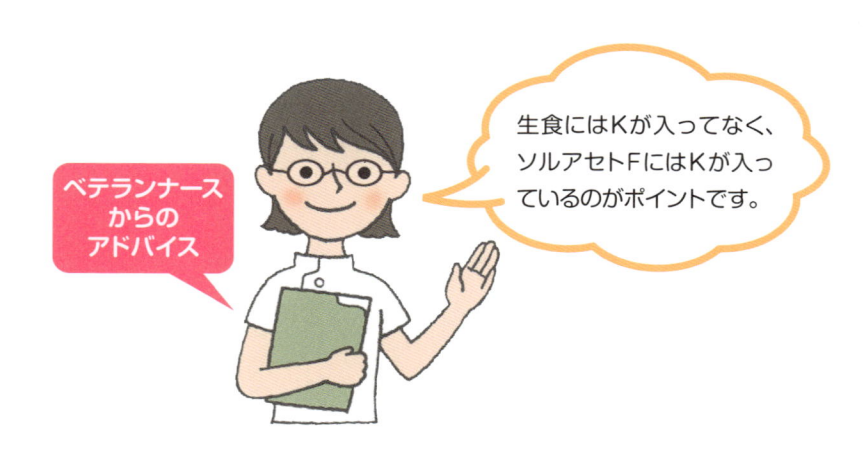

ベテランナース
からの
アドバイス

生食にはKが入ってなく、
ソルアセトFにはKが入っ
ているのがポイントです。

真水を血管に入れてはダメ？

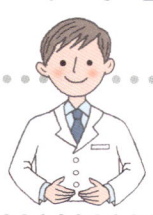

今回は5％ブドウ糖液について深く考えてみます。5％ブドウ糖液は最終的に真水になると説明しました。

✚ 水を点滴すると赤血球が溶血する

それなら、
「最初から真水を入れればいいんじゃないか？」
と思うかもしれません。

結論からいうとダメです。絶対に真水を点滴しないようにしてください。
水は濃度が濃いものがあるとそこへ移動する性質（浸透圧）があります。水を点滴すると赤血球の中にどんどん入ってしまいます。その結果、赤血球は溶血してしまいます。

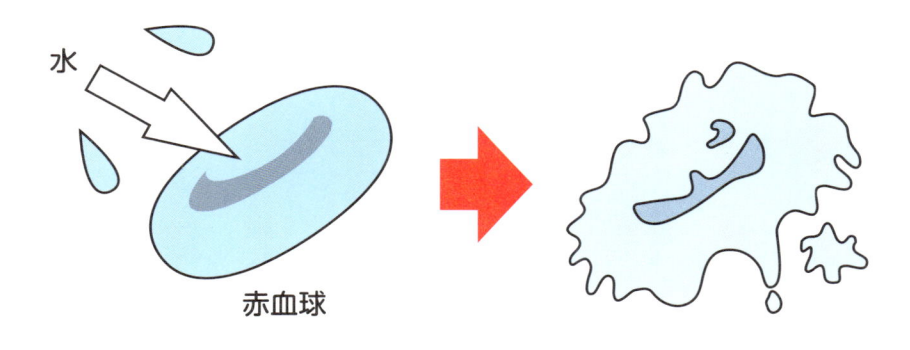

水

赤血球

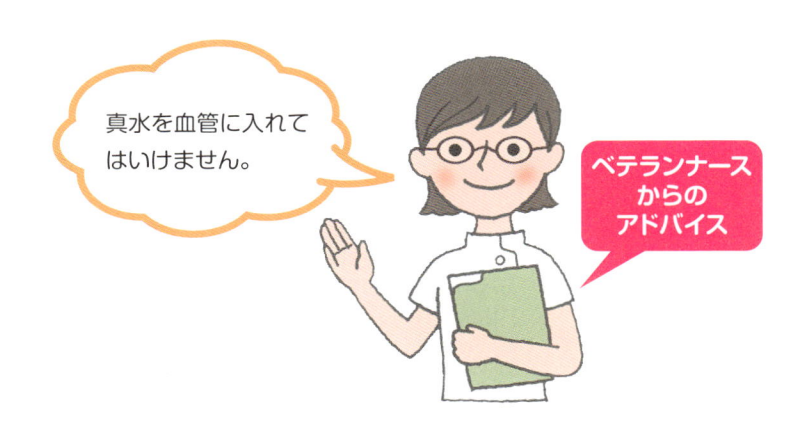

真水を血管に入れてはいけません。

ベテランナースからのアドバイス

ビタミン剤はなぜ使う？

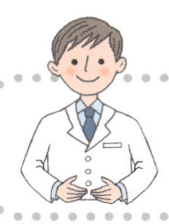

ビタミン剤を点滴に混注、もしくは静注することがあります。なぜ使うか知っていますか？

➕ 脚気とWernicke脳症を防ぐ

　もちろんビタミンを補充するために使うのですが、それでは答えになっていません。ビタミン剤は「ある病気」を防ぐために使用します。ある病気とは、脚気（かっけ）とWernicke（ウェルニッケ）脳症です。
　発症頻度は少なく、あまり遭遇する病気ではありませんが、起こると重症になりますので注意が必要です。

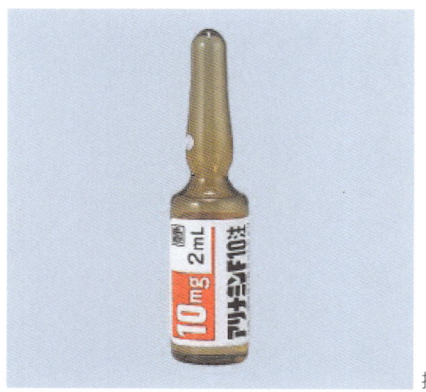

提供：武田薬品工業

 **症例**

脚気とは？

　脚気とは、心不全、末梢神経障害（手足のしびれなど）を特徴とする病気です。

＜脚気の例＞

　70歳男性、独り暮らし。毎日朝から飲酒をしており、食事はあまりとっていなかった。
　最近になり倦怠感が出現し、水分もとれなくなったため、入院し点滴治療を受けることになった。
点滴後、一時的に症状が改善したが、手足のしびれ、呼吸困難が出現するようになった。

症例

Wernicke脳症とは？

Wernicke脳症とは、意識障害、眼球運動障害、失調を特徴する病気です。

＜Wernicke脳症の例＞

25歳女性、妊娠6か月。最近、つわりがひどく食事がとれていない。入院し点滴治療を受けることになった。点滴後、一時的に症状が改善したが、その後意識状態が悪化し、呼びかけに応じなくなった。また眼を観察すると一定のところを見ることができていない。

どちらもビタミンの入っていない輸液を行ったのが原因です。ビタミン（特にビタミンB1）をきちんと投与すれば防ぐことができます。

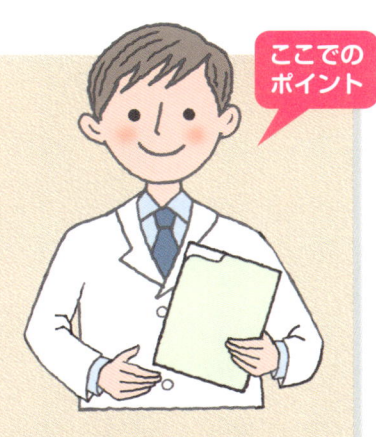

ここでのポイント

ビタミンは失活（しっかつ）する

「ビタミンの投与が必要なら、最初からすべての輸液製剤にビタミン剤を入れておけばいいのに。」と思う方もいるかもしれませんがダメです。

ビタミン剤を輸液製剤に入れると時間と共に失活してしまいます。そのため使用直前に入れなければいけないのです。

また、ビタミンの種類によっては光で失活しやすいものがあります。必要に応じて遮光カバーをつけるようにしましょう。

※遮光カバーの適応は絶対的な決まりはなく、商品や病院によっても異なりますので、その都度薬剤部などに確認するのがよいです。

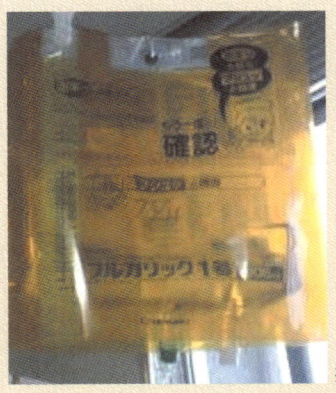

提供：田辺三菱製薬

ビーフリードとは？

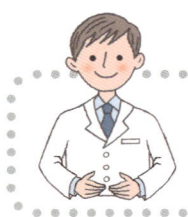

病棟ではビーフリードという製剤もよく使われると思います。これにはどのような成分が入っているのでしょうか？

✚ アミノ酸とビタミンB1を補う

ビーフリードは簡単にいうと、3号液にアミノ酸とビタミンB1を加えたものです。

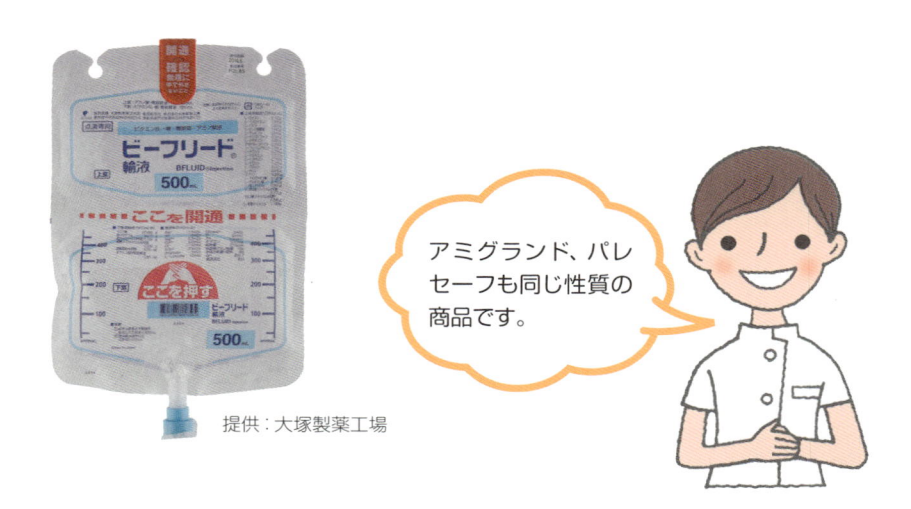

提供：大塚製薬工場

アミグランド、パレセーフも同じ性質の商品です。

人間は必要なアミノ酸を食事からとります。
食事がとれない状態が続くと筋肉を分解してアミノ酸を補おうとします。
そのため筋肉が細くなってしまいます。
また、食事が摂れないとビタミンも不足します。
特にビタミンB1が不足すると脚気やWernicke脳症が起こってしまいます。
したがって、点滴で補ってあげる必要があります。そのための製剤がビーフリードです。

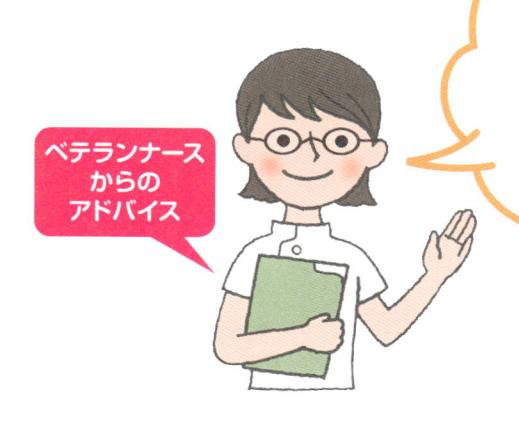

ベテランナース
からの
アドバイス

ビーフリードは準備するときに、ひとつ
注意が点あります。輸液バッグは上室と
下室とに袋がわかれており、上室にアミ
ノ酸が、下室にブドウ糖液、ビタミンB1
が入っています。使用する直前に開通さ
せてよく混ぜましょう。

なぜ上室、下室にわかれているのか？

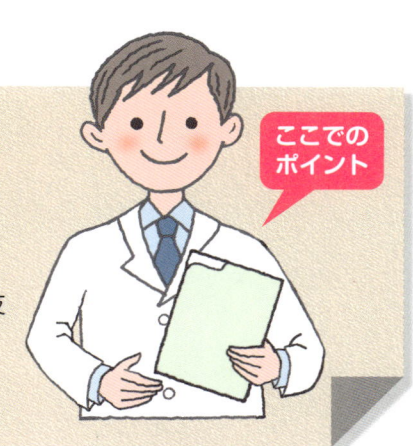

ここでの
ポイント

なぜ、わざわざ上室と下室にわかれているのでしょうか？
それはアミノ酸の劣化を防ぐためです。

アミノ酸はブドウ糖液と混ざるとメイラード反応という反
応が起き、徐々に劣化してしまいます。

それを防ぐために使用直前に混ぜるのです。

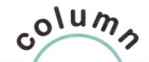

よく使用されるビーフリード

前述したように、ビーフリードは3号液にアミノ酸とビタミンB₁を加えたものとほぼ同じです。

「じゃ、ソルデム3Aよりいいじゃん！！」

と思われるでしょう。だいたいはそのとおりです。ですので、使用されることが多く、病棟でよく目
にするかと思います。

２号液と４号液

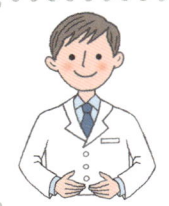
chapter4では大事な輸液製剤として、１号液と３号液を説明しました。実は、２号液と４号液もあります。１号液と３号液に比べ使われる頻度が少ないので説明しませんでした。気になっている方もいると思うのでここで説明したいと思います。

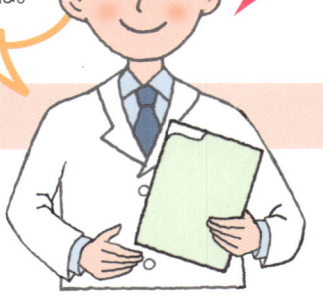
尿が出ていないときは、Kを投与してはいけないんでしたね。

ここでのポイント

２号液

２号液は１号液にカリウム（K）を加えたものです。

> ２号液＝１号液＋K

尿が出ている場合の脱水に使われます。

KN2号液、ソリタ T2、ソルデム２などの商品があります。

４号液

４号液は３号液からKをなくしたものです。

> ４号液＝３号液－K

術後、乳児や高齢者に使われます。
※高K血症のリスクのある方ですね。

ソリタ T4、KN4、ソルデム５、ソルデム６などの商品があります。

どちらも使われる頻度はそれほど多くないので、

・２号液は１号液にKを加えたもの。
・４号液は３号液からKをなくしたもの。

というのを覚えておけばよいと思います。

病態を詳しく知る

最後に病態の説明をして終わりになります。
輸液製剤の話ではないのですが、
知っておくと輸液をより理解できますので
ぜひご覧ください。

ショックとは？

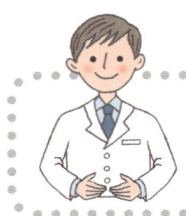

➕ ショックの本質

「収縮期血圧90mmHg以下がショック」と思っている方もいるかもしれませんが、それはあくまで特徴であって、本質ではありません。

ショックとは「重要な臓器（脳、心臓、肝臓、腎臓）に十分な量の血液が行っていない状態」をいいます。これがショックの本質です。

でも、重要な臓器に十分な量の血液が行っているかどうかなんて、外から見てわからないですよね。ですので、外から見てわかる所見で判断しなければいけません。そのひとつが収縮期血圧90mmHg以下というわけです。

ほかにもショックの所見として、意識レベルの低下、尿量の減少、皮膚の蒼白、頻脈などがあります。ショックは様々な原因で起きます。特に輸液と関係のあるものをいくつか見ていきましょう。

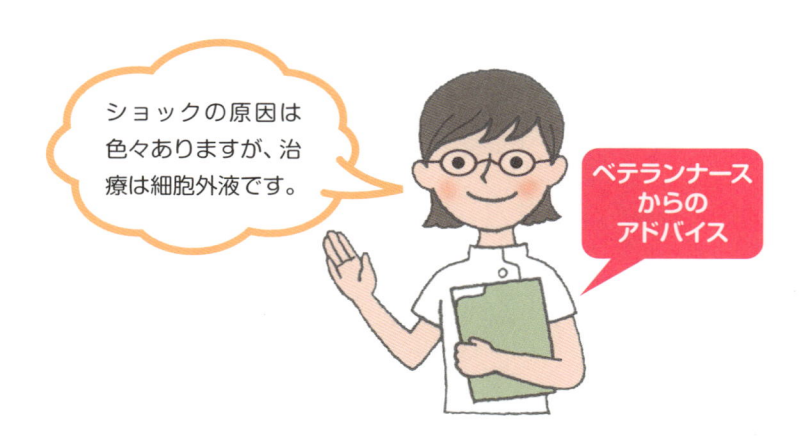

ショックの原因は色々ありますが、治療は細胞外液です。

ベテランナースからのアドバイス

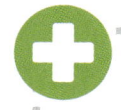 ## アナフィラキシーショック

いままでで何度か出てきましたが、大事なので再度、説明していきます。

アナフィラキシーとはアレルギーの一種で、血管透過性が亢進し血管外に水が漏れてしまう状態です。

その結果、血管内の水分が少なくなり、臓器に十分な量の血液が行かなくなってしまいます。つまりショックとなります。

血管内の水分が少なくなるので、治療は血管内に分布する量の多い細胞外液（生食、ソルアセトFなど）の点滴です。アドレナリンの筋注も行います。

循環血液量減少性ショック

ケガや手術などで出血すると血液の量が少なくなります。出血量が少なければ問題ありませんが、出血量が多いと臓器に十分な量の血液が行かなくなります。

また、重度の脱水でも血液量が少なくなり臓器に十分な量の血液が行かなくなります。

つまり、ショックになります。このように血液量が減った結果ショックになった状態を、循環血液量減少性ショックといいます。治療は血管に分布する量の多い細胞外液（生食、ソルアセトFなど）の点滴です。

敗血症性ショック

「敗血症」という病態を知っていますか？　敗血症とは血液に菌が入り、臓器が障害された状態をいいます。

敗血症では菌により臓器が障害されることも問題なのですが、もうひとつ問題があります。それは末梢血管が拡張してしまうことです。もしかすると、

「末梢血管が拡張して何が悪いのですか？」

と思うかもしれません。末梢血管が拡張するとそこに多くの血液が集まります。そのぶん、重要な臓器へ十分な量の血液が行かなくなってしまいます。つまり、ショックとなります。

このように、敗血症が原因でショックになったものを敗血症性ショックといいます。治療は血管に分布する量の多い細胞外液（生食、ソルアセトFなど）の点滴です。

ショックを引き起こす病気はほかにもあり、一つひとつの病気について深く理解するのは難しいかもしれません。

ショックとは「重要な臓器に十分な量の血液が行っていない状態」であり、「治療に輸液（特に細胞外液）が用いられることがある」というのは大事です。覚えておきましょう。

アナフィラキシーショック

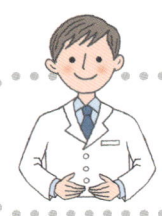

いままでアナフィラキシーショックについて輸液の点から勉強してきました。ここでは、その他大事なポイントを説明していきます。

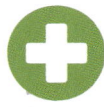

原因

原因はいろいろありますが、病院内では特に次のものに注意しましょう。

- 抗生剤
- 造影剤
- 抗癌剤
- 輸血製剤
- 解熱鎮痛薬（NSAIDs）

症状

上記の薬剤投与後に以下の症状が見られた場合は、アナフィラキシーショックを疑ってください。

- 血圧低下　・気分不快　・意識レベルの低下　・咳、くしゃみ
- 呼吸困難、喘鳴（ぜんめい）　・嘔吐（おうと）　・蕁麻疹（じんましん）

対処

　まずは原因と思われる薬剤をすぐに中止してください。そして、ドクターコールしてください。ほかの看護師も応援に呼びましょう。

　治療はアドレナリン（ボスミン）の筋注と輸液です。アドレナリンは、緊急カートに入っているはずなので、緊急カートをすぐに使えるように準備しておきましょう。

　輸液製剤は細胞外液（生食、ソルアセトFなど）です。酸素投与をすることもありますので、酸素マスクや酸素ボンベをすぐに使えるよう準備しておきましょう。

　アナフィラキシーショックは、非常に重篤な状態になります。ですので、できるだけ起こさない、もし起こった

としても最小限に留めることが必要です。そのために次の確認が必要です。

既往歴の確認

　アナフィラキシーショックの既往のある方は、再度起こす可能性が高いです。特に前述した薬剤を投与するときはよく確認しましょう。医師も確認しているとは思いますが、看護師さんも確認していただけるとより確実です。

投与後の確認

　アナフィラキシーショックは、原因となる薬剤の投与後30分以内で起こることが多いです。ですので、

- ・投与直後
- ・5分後
- ・10分後
- ・30分後

と著変（ちょへん：いちじるしい変化）がないか確認するようにしましょう。病院ごとにマニュアルがあると思います。それに従いましょう。

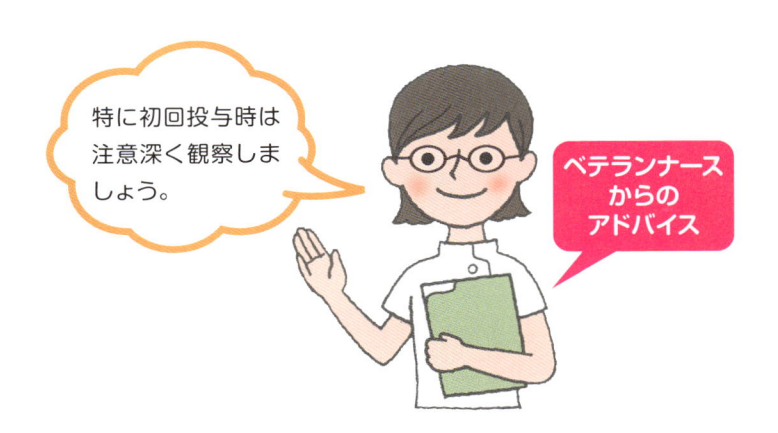

特に初回投与時は注意深く観察しましょう。

ベテランナースからのアドバイス

アドレナリンの作用

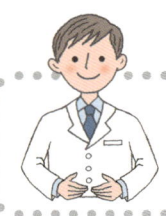

いままで何度かアナフィラキシーショックの治療は生食とアドレナリンと説明してきました。アドレナリンはどのような作用があるのでしょうか？

交感神経を興奮させる

アドレナリンはもともと体内に存在する物質で、交感神経を興奮させる働きがあります。交感神経が興奮すると、心臓がいつもより強く収縮します。また、末梢血管を収縮させる働きがあるので、末梢血管抵抗が上がります。

ところで、血圧の式を覚えていますか？

血圧＝血液量×心収縮力×末梢血管抵抗

でした。アドレナリンを投与すると心収縮力も末梢血管抵抗もあがるので、血圧が上がります。したがって、ショックで血圧が下がっているときにアドレナリンを投与します。ここまでは知っている方も多いでしょう。実は、もうひとつ大事な作用があります。

アナフィラキシーの復習

その作用を説明する前にアナフィラキシーの復習です。アナフィラキシーではどのようなことが起きているか覚えていますか？　血管から水がどんどん漏れるのでした。そのために生食（細胞外液）を点滴するのですよね。しかし、よく考えてみると、水が漏れていた状態で生食を点滴しても、また漏れてしまい意味がないような気がします。この漏れ自体を何とかしたいですね。

血管から水が漏れるのを改善する

アドレナリンにはその漏れを改善してくれる働きもあります。その結果、点滴した生食がきちんと血管に分布することができます。アドレナリンってすごいですね。

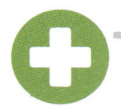

アドレナリンの投与法

　さて、このアドレナリンですが、作用機序だけ知っていても意味がありません。ぜひ使用法を覚えてください。

0.3mLを大腿外側に筋注（きんちゅう：筋肉注射のこと）です。

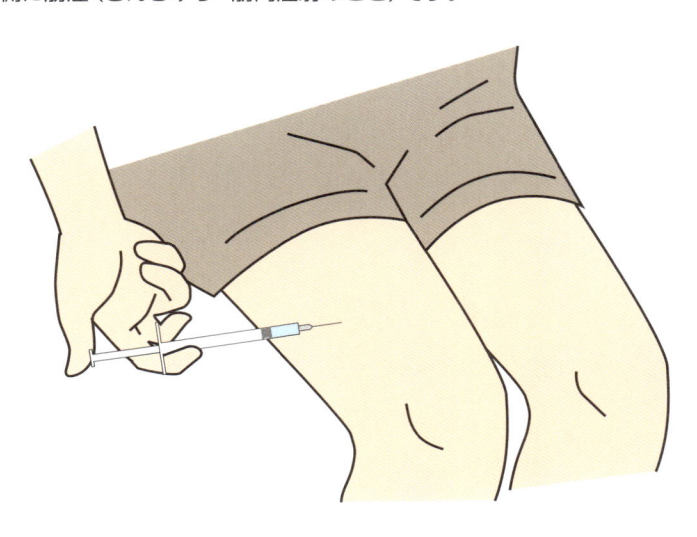

アドレナリンは商品名をボスミンといい、アンプルに1mL入っています。

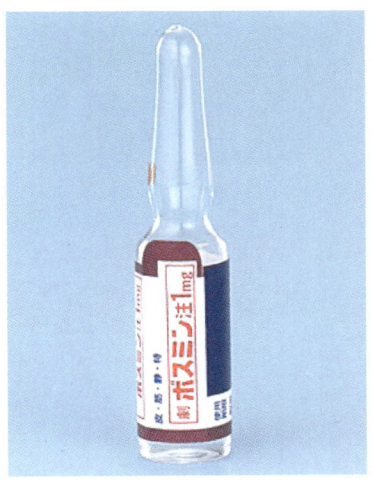

提供：第一三共

　これをシリンジに取り、0.3mL投与します。よって、0.3mLを正確に投与できるシリンジでなければいけません。つまり、1mLのシリンジです。

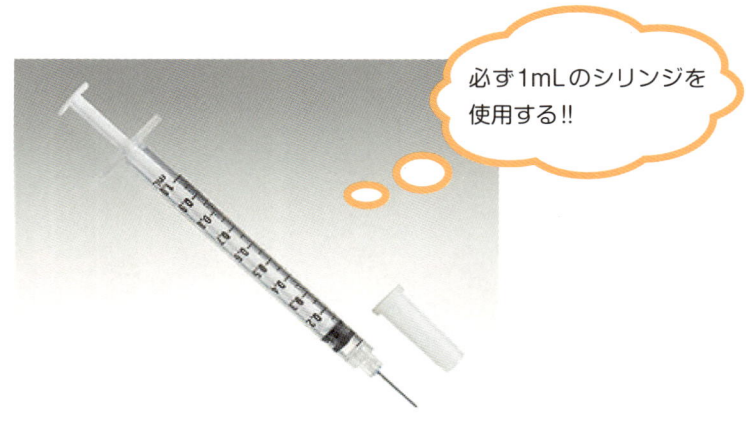

必ず1mLのシリンジを
使用する!!

提供：テルモ

2.5mL や5mL、ましてや10mL のシリンジは使わないようにしてください。

針の太さは22G がよいです。

準備できたら大腿外側に筋注します。

　投与は医師が行うと思いますが、準備するよう指示されることはありますので、ぜひ頭に入れておきましょう。

うっ血性心不全のライン確保

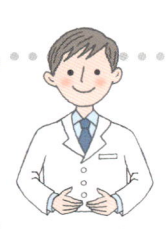

うっ血性心不全のライン確保には、5％ブドウ糖液を使うと説明しました。しかし、生食を使うこともあります。いままでの内容からはちょっと納得できないですよね。どのようなときに生食を使うのでしょうか？

✚ 低Na血症には生食

　結論からいうと、うっ血性心不全で低Na血症になっている場合です。いままで何度か説明しましたが、5％ブドウ糖液を投与すると血液中のNa濃度が薄くなります。

　つまり低Na血症が悪化します。低Na血症が悪化すると重篤な状態になりますので避ける必要があります。このようなときに生食を使います。

　ここで、「なぜうっ血性心不全で低Na血症になるのか？」との疑問が出てきます。

　うっ血性心不全では、代償性に尿量を減らし、そのぶんの水分を血管に補充すると説明しました（本文99ページ参照）。この水分は、ただの水ではなくNaも含んでいます。

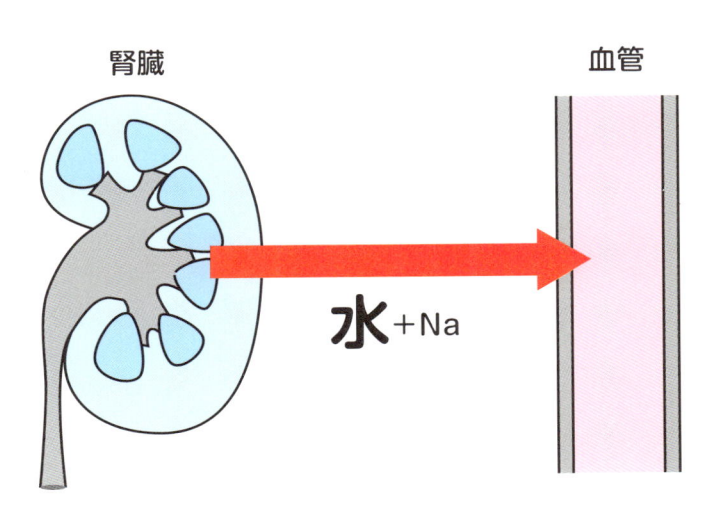

腎臓　　　　　　　　　　　血管

水＋Na

　Naの量は人によって違います。中には少ない方もいます。すると血管には主に水が行き、Naはあまり行かないので、低Na血症になってしまうというわけです。

　少し難しかったかもしれませんのである程度わかってもらえれば大丈夫です。

　ただ、5％ブドウ糖液を使うにしろ、生食を使うにしろ、速度は遅めにするというのは大事ですので覚えておきましょう。

あとがき

　本書では輸液セットの準備から始まり、輸液製剤の特徴、実際の使われ方など色々勉強しました。大分輸液に対する知識がついたと思います。少なくとも基本的な内容はバッチリです。

　では、このあとどうしたら良いか考えてみます。

もう一度本書を読んでみる。

　本書に限らずどの本でもそうですが、1回読んだだけでは理解が不十分なところがあります。少なくとももう一回位は本書を読むことをお勧めします。別に1ページ目から読む必要はありません。「わからなかったところ」「気になったところ」を中心に読んでみてください。

類書を読んでみる。

　どの分野でもそうですが、1冊だけですべてを説明するのは難しいです。本書でも書ききれていない内容があります。ですので、「輸液についてもっと知りたい」と思われた方はほかの本を読んでみるとよいと思います。基礎的な内容や大事な内容は本書で学びましたので、いままでよりスムーズに読むことができるはずです。

医師に質問してみる。

　実際の医療は様々なバリエーションがあります。本書には書いていないことや本書とは違っていることもあるでしょう。そんなときは質問してみましょう。本書で基礎的な内容はしっかり学んでいますので、不適切な質問にはならないはずです。やや勇気がいるかもしれませんが、質問してみることをお勧めします。

同シリーズを読んでみる。

　もし、本書が気に入っていただけましたら、同シリーズの「モニター心電図」もお勧めです。心電図も輸液同様、どの科で働いていても必要な知識です。でも、なかなか理解するのが大変ですよね。こちらもわかりやすく、実際の現場でためになることを書きました。よかったら読んでみてください。

　最後の最後まで読んでいただき本当にありがとうございました。

索引

【著者略歴】

佐藤 弘明（さとう ひろあき）

2010年　福島県立医科大学卒業
2010年　公立藤田総合病院勤務
2012年　福島県立医科大学勤務
2013年　福島県赤十字血液センター勤務
2015年　板橋中央総合病院勤務
2016年　公立置賜総合病院勤務

【監修者】

新谷　太（しんたに ふとし）

【編集協力】
株式会社 エディトリアルハウス

【本文イラスト】
まえだ　たつひこ

【本文キャラクター】
大羽　りゑ

かん ご　　　げん ば　　　　　　　　　　　　やく だ
看護の現場ですぐに役立つ
　　ゆ えき
「輸液」のキホン

発行日	2016年　8月　6日	第1版第1刷
	2021年　2月15日	第1版第7刷

　　　　　　　　さ とう　　ひろ あき
著　者　　佐藤　弘明

発行者　　斉藤　和邦
発行所　　株式会社　秀和システム
　　　　　〒135-0016
　　　　　東京都江東区東陽2-4-2　新宮ビル2F
　　　　　Tel 03-6264-3105（販売）Fax 03-6264-3094
印刷所　　三松堂印刷株式会社　　　　　Printed in Japan

ISBN978-4-7980-4296-1 C3047